WEGE ZUR VERHÜTUNG

DER ENTSTEHUNG UND AUSBREITUNG

DER

KREBSKRANKHEIT

VON

PROF. DR. BERNH. FISCHER-WASELS

DIREKTOR DES SENCKENBERGISCHEN PATHOLOGISCHEN INSTITUTS
DER UNIVERSITÄT FRANKFURT A. M.

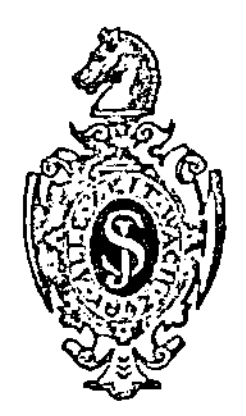

BERLIN

VERLAG VON JULIUS SPRINGER

1934

ISBN-13: 978-3-642-98678-9   e-ISBN-13: 978-3-642-99493-7
DOI: 10.1007/ 978-3-642-99493-7

Widmung.

Diese Arbeit verdankt ihre Niederschrift der wiederholten Anregung eines mir sehr nahe stehenden Schülers und lieben Freundes, den inzwischen in der Blüte der Jugend ein grausames Geschick seinen Lieben und uns entrissen hat. Wer diesen seltenen Menschen gekannt hat, wird verstehen, daß ich diese Schrift dem unvergänglichen Andenken an Herrn

Dr. med. KARL KAISER

prakt. Arzt in Frankfurt a. M.,

geboren am 17. Sept. 1898, gestorben am 17. Juni 1934

widme.

Frankfurt a. M. im Juli 1934.

Der Verfasser.

Vorwort.

In den folgenden Aufsätzen ist es mein Ziel, den gegenwärtigen
Stand der Wissenschaft von der Krebskrankheit in gedrängter
Kürze so darzustellen, wie er sich aus den naturwissenschaftlich
erarbeiteten und einwandfrei festgestellten Tatsachen notwendig
ergibt. Diese Tatsachen müssen uns auch da leiten, wo es sich
um die Behandlung und vor allem die Verhütung der Krebskrankheit handelt. Die Verantwortung für die Richtigkeit der Grund-
lagen dieser Schrift liegt bei mir. Ich kann in dieser Schrift nicht
die grundlegenden Beweise für die Richtigkeit der angeführten
Tatsachen beibringen; dies ist bereits in zahlreichen wissenschaftlichen Arbeiten geschehen, auf die ich hiermit verweise[1].

Gegen die vorliegende Schrift werden manche den Einwand
erheben, daß die vorgeschlagenen Wege noch nicht in ausgedehntem
Maße am Menschen, insbesondere am krebskranken Menschen auf
ihre Wirksamkeit ausgeprobt sind. Dieser Einwand ist richtig. Ich
kann das aber aus zwei Gründen nicht abstellen. Zunächst habe
ich als Theoretiker keine Gelegenheit, an einer gut geleiteten
Krankenabteilung die gemachten Vorschläge auf ihre Wirksamkeit
systematisch zu prüfen. Dazu gehört ein Arzt, der insbesondere
in der inneren Medizin, auf die es hier ankommt, und in allen
modernen und physiologischen Untersuchungsmethoden Aus-
gezeichnetes leistet und in jahrelanger sorgfältiger Prüfung die
Wirksamkeit der Methoden feststellt. Zudem wird aus meinen
Darlegungen ersichtlich werden, daß jeder einzelne Krankheitsfall
eine ganz besondere, immer wieder kontrollierte streng *indivi-*
duelle Behandlung erfordert, und zwar sowohl eine *individuelle*
Lokalbehandlung, wie eine *individuelle Allgemeinbehandlung*, die

---

[1] Allgemeine Geschwulstlehre: Handbuch der normalen und pathologischen Physiologie. Herausgegeben von A. BETHE, G. v. BERGMANN,
G. EMBDEN, A. ELLINGER. Band XIV/2. Berlin: Julius Springer 1927. —
Die Gasbehandlung bösartiger Geschwülste. München: J. F. Bergmann
1930. — Die Bedeutung der besonderen Allgemeindisposition des Körpers
für die Entstehung der Krebskrankheit und die Möglichkeiten ihrer Bekämpfung. Strahlentherapie. Band 50, S. 5, 1934.

aber allein auf der Erkenntnis der wesentlichen Grundlinien des krankhaften Geschehens bei der Krebskrankheit aufgebaut werden kann. Dazu gehören Jahre aufopferungsvoller Arbeit, und das ist der zweite Grund, weshalb ich diese Vorschläge schon heute mache. Auf Grund aller wissenschaftlichen Feststellungen bin ich fest überzeugt, daß wenn auch nicht allen, so doch einem erheblichen Teil der heute völlig verlorenen Kranken mit diesen Vorschlägen geholfen werden kann und daß darüber hinaus auf völlig unschädliche Weise bei vielen Menschen dem Ausbruch der Krebskrankheit vorgebeugt werden kann. Es werden sich sicher tüchtige und aufopferungsfreudige Ärzte finden, die sich dieser Aufgabe mit voller Hingabe widmen. Dadurch wird das Problem der Krebsheilung und Krebsverhütung wesentlich gefördert werden. *Wir haben nicht das Recht, noch weiter zuzuwarten,* sondern die Pflicht, jetzt zu handeln.

Frankfurt a. M., im Juli 1934

Der Verfasser.

Inhaltsverzeichnis.

Erstes Kapitel.

Wesen und Ursachen der Krebskrankheit.

„Wenn wir eine Krankheit bekämpfen und verhüten wollen[1], so ist für die naturwissenschaftliche Medizin die erste Aufgabe, Wesen und Ursachen einer solchen Erkrankung aufzudecken. Denn erst wenn wir hierüber sichere Erkenntnisse besitzen, werden wir mit größerer Aussicht, als sie durch die meist oberflächliche menschliche Erfahrung gegeben ist, an die Bekämpfung der Krankheit und ihre Verhütung herangehen können.

Das Wesen der Geschwulstbildungen des Körpers, insbesondere der bösartigen Geschwülste, die vielfach unter dem Sammelbegriff der Krebskrankheit zusammengefaßt werden, war noch vor wenigen Jahren stark umstritten. Viele Anhänger hatte die Infektionstheorie, die Annahme, daß ein spezifisches Lebewesen, ein besonderer Krebsparasit, der Erkrankung zugrunde läge; andere führten und führen auch heute noch die Krankheit im wesentlichen auf äußere Schädigungen und „Reize‘ zurück, aber das eine dürfen wir jetzt als wissenschaftlich einwandfrei feststehend annehmen: Das Wesen der Krebskrankheit liegt in den besonderen Eigenschaften der Krebszelle. Es handelt sich weder um eine Infektionskrankheit, also um spezifische Erreger, noch um die unmittelbaren Wirkungen irgendwelcher äußeren Schädigungen, sondern es handelt sich um eine *neue Zellrasse*, die sich im Körper gebildet hat. Diese Zellrasse unterscheidet sich von anderen zahlreichen Zellrassen des Körpers (z. B. Leberzellen, Nervenzellen, Nierenzellen, Knochenzellen) grundsätzlich dadurch, daß sie den Gesetzen und Regulationen des Gesamtkörpers nicht untersteht, also sich wie ein echter Schmarotzer des Körpers verhält.“

Worauf diese Schmarotzereigenschaft der Krebszelle beruht, darüber ist bis heute noch nichts Sicheres bekannt. Auf jeden

---

[1] Die in „“ gesetzten Teile des ersten Kapitels sind mit geringen Änderungen meinem Aufsatz über die Reizkrebse und Berufskrebse im Juni-Sonderheft der *Süddeutschen Monatshefte*, „Was wissen wir vom Krebs“, S. 516, 1934, entnommen.

Fall handelt es sich um eine ganz grundlegende Umänderung der
Zelle, die mit irgendeiner Art Entwicklungsstörung, wahrscheinlich des Zellkerns zusammenhängt. Ob diese Entwicklungsstörung
unmittelbar und künstlich von außen durch äußere Einwirkung
herbeigeführt werden kann, darüber wissen wir ebenfalls nichts
Sicheres. Bei einer besonderen Geschwulstart, dem übertragbaren
Rous-Sarkom der Hühner, gelingt es durch sicher zellfreie Filtrate
die Geschwulst auf andere Hühner zu übertragen. Es ergibt sich
aus sehr zahlreichen Arbeiten über dieses Rous-Sarkom, daß es
sich hier um kleinste Zellteilchen, fermentartige Körperchen handelt, die in diesem Falle von den bösartigen Zellen abgetrennt und
auf andere jugendliche und entwicklungsfähige Zellen, auch auf
embryonale Zellen übertragen werden können. Auch wenn es sich
herausstellen sollte, daß gleiches oder ähnliches für die bösartigen
Geschwülste der Säugetiere und des Menschen nachgewiesen werden könnte, würde das an dem Grundproblem, daß nämlich der
Körper selbst zur Bildung und Entwicklung solcher Zellrassen
fähig ist, nichts ändern. Wir würden nur dann mehr Aussicht
haben, in das Wesen dieser eigentümlichen Zellveränderungen, in
den parasitären Charakter dieser Zellen tieferen Einblick zu gewinnen.

Denn es steht ebenso einwandfrei fest, daß „diese Zellrassen sich
irgendwann einmal aus den Zellen des eigenen Organismus, also
des Krebsträgers, entwickelt haben. Die einfache Fragestellung,
die uns bei unseren Untersuchungen geleitet und weitergebracht
hat, lautete zunächst: unter welchen Bedingungen sehen wir in
der gesamten Biologie die Entwicklung neuer Zellrassen im Organismus? Die Antwort hierauf war ebenso einfach wie die Frage:
Es gibt nur zwei biologische Vorgänge, bei denen wir die Entwicklung neuer Zellen im Körper beobachten, das sind die embryonalen Entwicklungsvorgänge beim Aufbau des Körpers im Mutter-
leibe (deren Wesen ja gerade in der Ausbildung der verschiedenen
für den entwickelten Körper notwendigen Zellarten aus der einen,
befruchteten Eizelle besteht) und im Leben nach der Geburt die
Zellersatzwucherungen (Regenerationsvorgänge). Das deutete
schon darauf hin, daß auch die Entwicklung der Geschwulstzell-
rassen irgendwie mit diesen beiden biologischen Vorgängen ver-
knüpft, gekoppelt sein müsse.

Für die embryonalen Entwicklungsvorgänge war dies schon seit langem bekannt und für zahlreiche Geschwulstarten nachgewiesen. Die angeborene Anlage vieler Geschwulstarten, und zwar auch solcher sehr bösartiger Natur, ist für zahlreiche Geschwulstformen vollkommen sichergestellt und einwandfrei bewiesen. Die Tatsache dieser angeborenen Anlage sehr vieler Geschwulstarten erklärt uns ohne weiteres auch die große Bedeutung, die die Vererbung bei der Geschwulstbildung spielt. Künstlich können wir natürlich ohne weiteres derartige embryonale Geschwulstkeimanlagen, Störungen der embryonalen Entwicklung, heute noch nicht erzeugen, aber es gelingt doch bis zu einem gewissen Grade, den Vorgang dieser embryonalen Geschwulstentwicklung künstlich nachzuahmen, wie gleich zu zeigen sein wird.

Für die übrigen, sicher im Leben nach der Geburt erst entstandenen und entwickelten Geschwulstbildungen war schon von zahlreichen Forschern die Beziehung zu Ersatzwucherungen, Regenerationen, teils vermutet, teils positiv behauptet worden, und mancherlei Anhaltspunkte für die enge Beziehung zwischen Regeneration und Krebsbildung waren bereits beigebracht. Auf Grund der oben erwähnten Überlegung habe ich dann durch systematische Bearbeitung des gesamten vorliegenden Materials zeigen können, daß dieser Gesichtspunkt für sämtliche nach der Geburt entstandenen (postembryonalen), also sicher erworbenen Geschwulstbildungen anwendbar und durchführbar ist und daß das Gesetz dieser engen genetischen Beziehung der postembryonalen Regeneration auch für die künstlich im Tierversuch erzeugten Geschwulstbildungen volle Gültigkeit besitzt.

Aber Regenerationsvorgänge, Ersatzwucherungen, sind etwas sehr häufiges; es mußte also unbedingt zu dem biologischen Vorgang der Regeneration noch ein anderer Faktor hinzutreten, der dafür verantwortlich zu machen war, daß hier die Ersatzwucherung nicht im Rahmen der täglich beobachteten Wundheilung z. B. blieb, sondern nun zu einer Geschwulstkeimanlage, die sich im weiteren Verlauf den Grundgesetzen des Organismus und seinen Regulationen nicht mehr unterwirft, und damit zu einer echten bösartigen Geschwulstbildung führte. Wiederum waren es Grundgesetze der allgemeinen Biologie, die uns hier den Weg zum Fortschritt wiesen. Für die Entwicklung einer Organanlage im embryonalen Leben ist nicht nur der lokale Faktor, sondern auch, wie zahlreiche experimentelle Untersuchungen zeigen, der jeweilige

Zustand des Gesamtorganismus maßgebend. Nur zu einer bestimmten Zeit des embryonalen Lebens ist unter dem Einfluß des Gesamtorganismus die Möglichkeit gegeben, daß sich an einer bestimmten Stelle Organanlagen, von allen anderen Zellen des Körpers verschieden differenzierte Organzellen und damit bestimmte Organe entwickeln, wie z. B. die Bauchspeicheldrüse, die Leber. Es ließ das daran denken, daß eine solche Zweiteilung der Faktoren (lokaler Faktor und allgemeiner Faktor) auch für die Entwicklung der besonderen Krebs-Zellrasse, d. h. der Geschwulstkeimanlage, und für das Auswachsen der bösartigen Geschwulst aus dieser Keimanlage, maßgebend sein müsse. Die nach dieser Grundanschauung durchgeführten Tierversuche ergaben nun die Richtigkeit der theoretischen Vorstellung.

Grundversuch: Es war seit den Entdeckungen der japanischen Pathologen YAMAGIWA und ITCHIKAWA, die 20 Jahre zurückliegen, bekannt, daß man durch immer wiederholte *Teer*pinselung einer Hautstelle bei der Maus nach vielen (6—14) Monaten an dieser Stelle einen echten bösartigen Hautkrebs erzeugen kann. (Diese Versuche gingen auf die alten Erfahrungen über den Teerkrebs des Menschen zurück, s. unten). Hatte die oben entwickelte Vorstellung Gültigkeit, so mußten auch hier zwei Faktoren, eine allgemeine Teerwirkung und eine lokale wirksam sein, und es mußte eine Trennung der beiden Faktoren, des lokalen Faktors und des allgemeinen Faktors, möglich sein. Dann mußte trotz der Trennung dieser Faktoren ein Hautkrebs zu erzeugen sein. Wir haben deshalb bei Mäusen durch ein besonderes Verfahren eine allgemeine Teerschädigung durch monatelange Teerbehandlung herbeigeführt (ohne Hautschädigung) und haben dann eine kleine Stelle an der Haut, die nie mit Teer in Berührung gekommen war, verbrannt. Eine Brandwunde muß zu einer lebhaften Ersatzwucherung führen, die gewöhnlich mit einer glatten Narbe endet. Bei unserer Versuchsanordnung entstanden an Stelle dieser Brandnarbe lebhaft wuchernde Warzen und schließlich echte Carcinome, Hautkrebse. Nachdem dieser Nachweis geführt war, war der Weg eröffnet, um auf Wegen der verschiedensten Art bösartige Geschwülste zu erzeugen. Außer dem Teer war erfahrungsgemäß schon lange Zeit vorher bekannt, daß es noch andere giftige Substanzen gibt, unter deren Einwirkung leichter Geschwülste entstehen. Hier ist besonders das *Arsen* zu nennen. Mit allgemeiner

Teerschädigung und allgemeiner Arsenschädigung gelang es uns, durch künstlich erzwungene Ersatzwucherung nicht nur Hautkrebse, sondern auch typische Brustdrüsenkrebse mit Metastasen (Tochterknoten) in den inneren Organen des Körpers zu erzeugen. Besonders beweisend ist hier wieder ein weiterer Grundversuch: Vor 30 Jahren konnte ich zeigen, daß durch die Einspritzung von Fettfarbstoffen gelöst in Öl unter die Haut beim Kaninchen sehr lebhafte Wucherungen der Hautepithelzellen sich künstlich erzeugen lassen; aber niemals entstand bei diesen Versuchen eine echte Geschwulst oder gar ein bösartiger Krebs. Diese Versuche von mir sind von Hunderten von Forschern in allen Ländern nachgeprüft und in vollem Umfange bestätigt worden. Nicht nur wir, sondern zahlreiche andere Forscher haben, noch ganz im Banne der VIRCHOWschen Reiztheorie stehend, geglaubt durch Änderungen des „lokalen Reizes", also des Farbstofföles doch das Ziel, echte Krebsbildung, erreichen zu können. *Niemals* ist, soweit ich die gesamte Weltliteratur übersehe, dies gelungen. Als wir aber auf Grund unserer neuen Erkenntnisse denselben Versuch z. B. an der Brustdrüse der Maus oder an der Haut des Kaninchens machten, nachdem wir das Tier monatelang einer ganz geringen (und keine erkennbaren Gesundheitsschädigungen hervorrufenden) chronischen Arsenvergiftung ausgesetzt hatten, war das Ergebnis positiv. Es entstanden jetzt sehr bösartige Krebse der Haut bzw. der Brustdrüse, die zu Metastasenbildung und zum Tode des Tieres führten.

Mit diesem einwandfreien *Nachweis der Bedeutung des Allgemeinfaktors* für die Entwicklung der bösartigen Geschwülste war eine fundamentale Tatsache aufgedeckt, die nicht mit dem einfachen Begriff der Disposition oder konstitutionellen Veranlagung gleichbedeutend oder zu erklären ist. Daß für die Krebsentwicklung eine gewisse Veranlagung notwendig ist, war schon seit Jahrzehnten von vielen Forschern betont worden. Es gibt ja wohl kaum eine Erkrankung, bei der nicht auch die Veranlagung eine Rolle spielt. Für die Krebskrankheit beweist ja schon das sehr verschiedene Auftreten bei den einzelnen Tierarten, daß hier eine Rassenveranlagung eine Rolle spielt. Auch den künstlichen Teerkrebs kann man keineswegs mit gleicher Häufigkeit bei jeder Tierart hervorrufen. Aber diese Form der Disposition ist nicht das, was durch unsere Versuche aufgedeckt ist. Hier ist im Sinne der ROUx'schen Einteilung der Wertigkeit der verschiedenen Ursachen und Bedingungen nachgewiesen, daß eine ganz bestimmte Schädigung des Gesamtorganismus eine wesentliche und wesensbestimmende Ursache (Determinationsfaktor) für die Entwicklung der Geschwülste darstellt. Das ist nicht mit dem einfachen Worte „Disposition" abgetan. Vor allem aber ergibt sich aus unserem einwandfreien experimentellen Nachweis, daß die Krebskrankheit in jedem Falle nicht nur durch lokale Faktoren wesentlich bestimmt wird, sondern daß *ebenso wesentlich ein allgemeiner Faktor* ist. Damit ergeben sich auch für die Bekämpfung der Krankheit ganz neue Aufgaben.

Worin diese Schädigung des Gesamtorganismus, diese allgemeine Krebsbereitschaft des Körpers besteht, die wir nach dem Ergebnis unserer Versuche für alle Geschwulstarten annehmen zu müssen glauben, darüber kann man völlig Sicheres noch nicht aussagen. Trotzdem konnten wir auch für diese Frage weitere Aufschlüsse im Tierversuch gewinnen. OTTO WARBURG hat gezeigt, daß die Krebszelle durch eine starke Atmungshemmung und eine sehr starke Gärungssteigerung (Zuckergärung) ausgezeichnet ist". Unter Gärung wird hier nicht die Zersetzung von Zucker durch Bakterien oder Hefezellen, wie bei der Hefegärung verstanden, sondern der Zuckerabbau der Kohlehydrate im weitesten Sinne, insbesondere der verschiedenen Zuckerarten, der Stärke usw., ohne Verbrauch von Sauerstoff.

„Mein Schüler BÜNGELER konnte nun den Nachweis führen, daß sowohl bei den Tieren, bei denen durch chronische Giftwirkung der Körper in den Zustand der Krebsbereitschaft versetzt worden war, wie auch bei den Mäusen, die an einem Brustdrüsenkrebs (der bei der Maus häufig ist) spontan erkrankt waren, der Stoffwechsel der verschiedenen Organe des Körpers ebenfalls eine Umstellung in der Richtung erfahren hat, daß die Organe schwächer atmen und die Gärungsvorgänge trotz Gegenwart von Sauerstoff stark erhöht sind. Die Störung ist in den Organen nicht in demselben Grade entwickelt, wie in der Krebszelle selbst, sondern in geringerem Grade, aber trotzdem sehr deutlich. Da nun der Mensch, der an Krebs erkrankt, gewöhnlich nicht unter einer chronischen Arsenvergiftung oder chronischen Teervergiftung leidet, so suchten wir nach Körpern anderer Art, die derartige Atmungshemmungen und Gärungssteigerungen hervorrufen, und fanden hier besonders wirksam ein Eiweißfäulnisprodukt, das Indol. Auf diesem Wege gelang es an meinem Institut, in jahrelangen Versuchen mit chronischer Indolvergiftung bösartige Geschwülste anderer Art (Lymphosarkom) und die sehr bösartige Blutkrankheit der Leukämie künstlich zu erzeugen.

Ein weiteres Zeichen der allgemeinen Geschwulstbereitschaft soll nach vielen Forschern, insbesondere REDING und SLOSSE, eine *Alkalose des Blutes* sein. Es ist noch nicht sicher, daß das für jeden Fall von bösartiger Geschwulst zutrifft."

Die Feststellung dieser Alkalose ist dadurch so stark erschwert, daß das Blut mit einer sehr starken Zähigkeit die aktuelle Reaktion (sog. p_H-Zahl) festhält, auch dann, wenn in den Organen und Geweben bereits eine Änderung der Basen- und Säuremengen eingetreten ist. Das Blut besitzt, wie wir sagen, ein sehr starkes Pufferungsvermögen, das Gewebe ein geringeres. Hier kann die Pufferung bereits nicht mehr ausreichen, während im Blut noch die aktuelle Reaktion weder nach der sauren noch nach der basischen Seite verschoben ist.

Überhaupt beruht ja die ungeheure Schwierigkeit, die großen und grundlegenden Fortschritte der physikalischen Chemie und der Kolloidchemie, die Gesetze der Grenzflächen, Membrandurchlässigkeiten usw. für die Lehre vom Leben und von den Krankheiten nutzbar zu machen, darauf, daß wir eben in der lebendigen Substanz es nicht mit so einfachen Verhältnissen, einfachen Grenzflächen usw. zu tun haben, sondern daß die ungeheuer komplizierte Struktur der lebendigen Substanz mit zahllosen Trennungswänden in jeder einzelnen Zelle die Anwendung der Gesetze der physikalischen Chemie stark erschwert, ja in den meisten Fällen ganz unmöglich macht. Das eine steht fest, daß eine Alkalisierung des Körpers, insbesondere eine alkalisierende Ernährung, das Krebswachstum beim Tier stark steigert, also auf den Krankheitsverlauf sehr ungünstig einwirkt. Wir konnten zeigen, daß auch diese Alkalisierung zu einer Verminderung der Atmungsvorgänge und zu einer Steigerung der Gärungen im Gewebe führt, also ähnlich wirkt, wie die oben erwähnten Gifte.

Wie eine alkalotische Nahrung oder eine kohlehydratfreie Kost (die also nur aus Fett und Eiweiß in der Hauptsache bestehen müßte) auf den Ablauf der Krebskrankheit beim Menschen einwirkt, darüber sind zuverlässige Beobachtungen, soviel ich weiß, noch nicht angestellt worden.

Ebenso scheint genügend sichergestellt zu sein, daß eine reichliche *Cholesterinzufuhr* in der Nahrung ungünstig wirkt, also zu vermeiden ist. Dabei ist hier zu betonen, daß auch hier nicht ein Faktor allein ausschlaggebend ist, denn wir kennen Zustände mit jahrelanger Erhöhung des Cholesteringehalts im Blut, von denen bisher nicht bekannt ist, daß sie mit besonderer Häufigkeit der Krebserkrankungen einhergehen, gerade so wie keine Rede davon sein kann, daß eine Zuckervermehrung im Blut, wie man sie bei der Zuckerkrankheit regelmäßig antrifft und wie sie ja auch hier jahrelang bestehen bleiben kann, die Entstehung von Geschwülsten besonders stark begünstigt oder ihren Verlauf sehr ungünstig beeinflußt. Wir können auch hier nur sagen, daß wenn die anderen Faktoren (lokale und allgemeine Krebsbereitschaft) gegeben sind, dann durch Cholesterin- und Zuckervermehrung im Blute die Krankheit ungünstig beeinflußt wird.

„Durch diese grundlegendenVersuche sind wesentliche Faktoren für die Entstehung bösartiger Geschwülste aufgedeckt. Das Geschwulstproblem ist damit keineswegs gelöst, es sind vielmehr viele neue Probleme heute zu bearbeiten, aber wir sehen doch schon Hauptwege, auf denen die Forschung fortzuschreiten hat.

Aus der systematischen Verfolgung der durch meine Regenerationstheorie aufgedeckten neuen Tatsachen ergaben sich nun weiter *Grundgesetze der Geschwulstbildung*, die bisher in ihrer grundsätzlichen Bedeutung nicht erkannt worden waren. Ich nenne als solche Grundgesetze das *Gesetz der primären lokalen Gewebsschädigung* und der folgenden langdauernden Regenerationsvorgänge, die in der Form der sog. präcancerösen Erkrankungen vielfach in die Erscheinung treten. Ich nenne als ein weiteres Grundgesetz der Geschwulstbildung das *Gesetz der typischen Latenz.* Diese Latenzzeiten betragen z. B. für den Paraffinkrebs 12—14 Jahre, für das Röntgencarcinom 4—17 Jahre, für den Schneeberger Lungenkrebs 10—20 Jahre, und ebenso schwanken die Latenzzeiten bei den anderen, in ihrer äußeren Entstehungsgrundlage aufgedeckten Geschwulstbildungen zwischen mehreren Jahren und mehreren Jahrzehnten. Die dritte Gesetzmäßigkeit ist die *Bildung einer primären Geschwulstkeimanlage*; das Gesetz des „Aus-sich-Herauswachsens" jeder fertigen Geschwulst fand hierdurch eine Zurückführung auf biologische Grundtatsachen. Auch bei den sog. Reizgeschwülsten entsteht niemals auf der ganzen geschädigten Fläche, sondern nur an einer ganz umschriebenen Stelle eine Geschwulstkeimanlage, ganz genau so wie bei der Bildung einer embryonalen Organanlage oder einer embryonalen Geschwulstkeimanlage. Hierzu tritt dann noch das *Gesetz der sensiblen Periode der Geschwulstbildung*, das uns erst ein Verständnis dafür gibt, daß nur in ganz bestimmten Perioden sowohl der embryonalen Entwicklung, wie der Regeneration unter dem Einfluß des Gesamtorganismus es zur Bildung einer Geschwulstkeimanlage kommt.

Vor 20 Jahren ist es zum ersten Male gelungen, künstlich die Krebskrankheit beim Tier zu erzeugen. Von diesem Tage an war es in ganz anderer Weise möglich, die Grundprobleme der Krebskrankheit zu bearbeiten. Der erste, dem es gelang, wirkliche Krebse künstlich zu erzeugen, war der Pathologe FIBIGER in Kopenhagen. Er konnte durch Fütterung bestimmter Würmer an Ratten Magenkrebse erzeugen, aber die Annahme, daß damit die parasitäre Theorie bewiesen sei, wurde von FIBIGER selbst schon zurückgewiesen. Auch diese Magenkrebse sind Regenerationsgeschwülste. Sie entstehen dadurch, daß die Magenschleimhaut durch die Wurminfektion geschädigt und zu einer lebhaften Ersatzwucherung veranlaßt wird, aus der dann an umschriebener Stelle sich eine Krebskeimanlage entwickelt: Die neue Zellrasse ist fertig. Für die weitere Entwicklung des Krebses sind die Würmer völlig bedeutungslos, denn weder in vorgeschrittenen Krebsgeschwüren, noch vor allen Dingen in Tochterknoten oder in den Krebsen, die von hier aus auf andere Tiere künstlich übertragen worden sind, finden sich jemals die Würmer wieder, im Gegensatz zur echten Infektionskrankheit. Wir werden nach unseren heutigen Kenntnissen natürlich annehmen müssen, daß auch in diesem Falle durch die Wurminfektion in irgendeiner Weise gleichzeitig die allgemeine Krebsbereitschaft des Körpers geschaffen ist.

Weitere Methoden zur künstlichen Erzeugung bösartiger Geschwülste wurden — gewöhnlich ausgehend von gelegentlichen Beobachtungen am Menschen oder Tier — aufgefunden, und ich will die wichtigsten hier nur kurz nennen: Der schon erwähnte Teerkrebs, der seine Entdeckung lange vorliegenden Beobachtungen beim Menschen und der Geduld der japanischen Forscher verdankt, die lange genug den Teer pinselten und damit bei der Maus das lange erstrebte Ziel erreichten. Auch mit anderen Produkten der

Kohle, z. B. Paraffin, Rußextrakten, Benzidin, Pyrrol gelang es,
künstlich die Krebskrankheit beim Tier hervorzurufen. Grundsätzlich konnten auch alle anderen beim Menschen beobachteten,
in ihrer Abhängigkeit von äußeren Schädigungen aufgedeckten
Krebsarten künstlich beim Tier erzeugt werden, insbesondere der
Röntgenkrebs. Wenn man eine Röntgenverbrennung der Haut
erzeugt und lange Zeit das Tier weiteren Bestrahlungen aussetzt,
so entsteht aus den Rändern der entstandenen Geschwüre die
Krebsbildung, ein deutlicher Hinweis auf die Bedeutung der
Regeneration. Auch durch intensive und langdauernde Bestrahlung mit ultraviolettem Licht (künstliche Höhensonne) gelang es,
die typischen chronischen Lichterkrankungen der Haut beim Tier
zu erzeugen, die dann schließlich, wenn der Versuch lange genug
fortgesetzt wurde, mit Sicherheit zur Krebsbildung in der Haut
(bei der Ratte z. B.) führten. Dazu kommen dann die Methoden,
die ich oben erwähnt habe und die nicht empirisch, sondern auf
Grund unserer theoretischen Grundanschauungen aufgefunden
wurden.

Hieran sind anzuschließen alle Versuche zur künstlichen Krebs-
erzeugung, die sich auf der Erkenntnis der Bedeutung der embryonalen Entwicklungsstörung für die Geschwulstbildung aufbauen.
Von diesem Gesichtspunkt aus hat man schon vor langen Jahren
zerquetschte Embryonen bei verschiedenen Tieren (Hühner und
Ratten sind besonders geeignet) unter die Haut oder in den Muskel
eingespritzt und die Entwicklung dieser Zelleinpflanzungen weiter
verfolgt. Es bilden sich hieraus immer kleine Geschwülstchen, die
alle die verschiedenen Gewebsarten des Körpers in wirrem Durch-
einander enthalten, die sich aber regelmäßig nach einiger Zeit
wieder zurückbilden, also den Charakter der echten Geschwulst
überhaupt nicht aufweisen. Gelegentlich wurde zwar beobachtet,
daß aus einem solchen Embryonalbrei bei der Implantation eine
bösartige Geschwulst sich entwickelte, aber das war sehr selten,
und die Bedingungen, die hierfür maßgebend waren, waren unbekannt. Zahlreichere positive Resultate erhielt zuerst der Genfer
Pathologe ASKANAZY, als er den gleichen Versuch machte und
die Tiere gleichzeitig einer chronischen Vergiftung mit ganz geringen Mengen von Arsen unterwarf. Obwohl ASKANAZY auch hier
an der Reiztheorie festhielt, erblicke ich in diesem Experiment eine
Bestätigung meiner Grundanschauung: Zu dem lokalen Faktor,

der hier durch die übertragenen Embryonalzellen gegeben ist, tritt noch der Faktor der Allgemeinschädigung des Organismus durch die spezifische Arsenwirkung.

Weitere wichtige Experimente in dieser Richtung verdanken wir auswärtigen Forschern. Der Nachweis der großen Bedeutung der Vererbung für die Geschwulstentstehung ist vor allen Dingen von amerikanischen Forschern (MAUD SLYE, LEO LOEB, TYZZER) geführt worden, die zwölf und mehr Generationen von Mäusen in jahrzehntelanger Arbeit sorgfältig beobachteten und zeigen konnten, daß man durch geeignete Kreuzungen mit Sicherheit krebsfreie Familien, wie Familien erzeugen kann, in denen 50 oder 100% der Nachkommen an der Krebskrankheit, und zwar eines bestimmten Organs, zugrunde gehen. Wenn man eine solche Familie durch Inzucht weiterführt, so ändert sich die Krebshäufigkeit unter den Nachkommen nicht. Wir wissen also das eine, daß in einem bestimmten Organ, z. B. der Lunge, Geschwulstkeimanlagen bei dieser Rasse gebildet werden, die in einem bestimmten Prozentsatz zum bösartigen Krebs auswachsen. Wenn man aber die Nachkommen einer solchen Familie einer chronischen Teervergiftung unterwirft, so steigt nun, und zwar von Generation zu Generation (bei weiterer Einwirkung des Teers auch auf die Nachkommen) die Zahl der Organkrebse, also z. B. die Zahl der Lungenkrebse. Damit ist, wie ich glaube, bewiesen, daß auch bei den embryonal angelegten Krebserkrankungen der Allgemeinfaktor, die spezifische konstitutionelle Schädigung des Gesamtkörpers eine wesentliche Rolle für die Krebsentstehung spielt.

Ich wies schon darauf hin, daß die meisten künstlich erzeugbaren Krebse dadurch aufgefunden worden sind, daß man gelegentlich Beobachtungen am Menschen gemacht hatte, die auf die Bedeutung eines bestimmten Faktors für die Krebsentwicklung hinwiesen. Die ersten solchen Beobachtungen sind von dem Engländer PERCIVAL POTT schon 1775 gemacht worden, er führte mit Recht den Krebs des Hodensacks bei den Schornsteinfegern auf ihren Beruf zurück. In der Folgezeit sind dann noch mehr solche, gewöhnlich als Reizkrebse aufgefaßte Geschwulstbildungen beim Menschen in ihrer ursächlichen Beziehung zu einer äußeren Schädigung einwandfrei aufgedeckt worden.

In erster Linie sind hier die gar nicht seltenen *Narbenkrebse* zu erwähnen. In Narben der verschiedensten Art, besonders aber *in Brandnarben* entstehen Hautkrebse, wobei gewöhnlich der Zeitabstand zwischen der Verbrennung und der Krebsbildung Jahrzehnte beträgt. Besonders beweisend in dieser Hinsicht ist der Kangrikrebs der Tibetaner und der Kairobrandkrebs der Japaner. Diese Krebsart hängt mit der Volkssitte dieser Länder zusammen, zur Erwärmung nachts geheizte und mit glühender Holzkohle gefüllte Näpfe auf dem Leib zu tragen, wobei häufig Verbrennungen beobachtet werden, die dann nach langer Zeit zur Krebsbildung führen, wenn die Narbe immer wieder Reizzuständen ausgesetzt wird. Aber auch in syphilitischen Narben, in den Narben nach immer wiederholten Verletzungen kann sich eine solche Krebsbildung nach langer Zeit einstellen. Beweisend ist hier eine Beobachtung aus Indien, wo die Zugochsen immer am rechten Horn angespannt werden und an der Wurzel dieses Hornes durch das häufige Wundreiben dann ein Krebs entsteht, niemals an der Wurzel des anderen Horns. Auch zuweilen beobachtete Hautkrebse der Glasbläser werden auf solche Verbrennungen zurückgeführt, ebenso der häufige Speiseröhrenkrebs bei Chinesen und Argentiniern auf den reichlichen Genuß sehr heißer alkoholischer Getränke.

Die zweite Gruppe der „*Berufskrebse*" sind alle jenen Krebsbildungen, die in irgendeiner Weise mit den *Produkten der Kohledestillation* zusammenhängen. Diese Produkte der Teerdestillation sind auf die Dauer außerordentlich gesundheitsschädigend, und heute wissen wir, daß die dauernde Einwirkung dieser Gifte — nicht bei allen der Schädigung ausgesetzten Arbeitern, aber bei vielen — zur Krebsbildung führt. Die Annahme, daß der Schornsteinfegerkrebs heute ausgestorben sei, ist falsch; er ist auf dem europäischen Kontinent immer nur selten beobachtet worden, er ist heute auch in England recht selten, aber auch in Deutschland sind in den letzten Jahren noch Fälle dieser Art nachgewiesen worden. Es folgen die Krebse durch direkte Teerschädigung. 1920 bis 1927 wurden dem Home Office in London 911 Fälle von Teerkrebs bekannt mit 187 Todesfällen. In einer Creosotfabrik erkrankten an Hautkrebs die mit Anthracen beschäftigten Arbeiter, und besonders hochsiedendes Öl ist gefährlich. Ich erwähne ferner den Pechkrebs der Brikettarbeiter und den Paraffinkrebs, Krebsformen, die sich mit Vorliebe am Hodensack, an den Vorderarmen und Beinen lokalisieren. Dasselbe gilt vom

Petroleumkrebs in den Petroleumraffinerien, ebenso für die Krebsbildung bei Korksteinarbeitern, die Korksteine aus Korkschrott
und Steinkohlenpech herstellen.

Zu den Berufskrebsen gehören auch manche Formen von bösartigen Geschwulstbildungen in der Harnblase und der Vorsteher-
drüse. Sie treten besonders in chemischen Fabriken auf bei den
Anilinarbeitern; bei Angehörigen der Steinkohlenteerindustrie ist
auch das gleichzeitige Auftreten von Haut- und Blasenkrebsen
nicht so selten. Alle Arbeiter der Teerdestillation sind gefährdet,
Maschinenarbeiter und Kranführer bei Gaswerken, Gasofenheizer,
Ziegelarbeiter (das Ziegelformöl enthält eine Creosotfraktion des
Steinkohlenteers) und dann die erst in letzter Zeit näher bekannt-
gewordenen Krebsbildungen bei Baumwollspinnern. Seit dem
Jahre 1850 wird in den Spinnereien statt tierischer und pflanzlicher
Öle Mineralöl zum Einschmieren der Spindeln benutzt, und der
erste Hodensackkrebs bei einem Spinnereiarbeiter wurde 1887
beobachtet. Seit der Zeit sind eine Reihe von Fällen beschrieben
worden. Gewöhnlich dauert es 35 und mehr Jahre, bis der Krebs
hier zum Ausbruch kommt.

Eine weitere Gruppe von Berufskrebsen hängt mit der *Be-
strahlungswirkung* insbesondere von Radium und Röntgen zusammen. Der *Röntgenkrebs* tritt besonders bei Röntgenärzten
und -schwestern nach jahrelanger Beschäftigung auf dem Boden
einer schwer veränderten Röntgenhaut auf. Er kann sich aber
auch im Anschluß an eine einmalige Röntgenverbrennung der
Haut entwickeln. Eine Reihe unserer ersten Röntgenforscher sind
der Krankheit zum Opfer gefallen. Daß Röntgenbestrahlungen,
besonders wenn sie wiederholt und in erheblicher Dosis angewandt
werden, zu schweren Allgemeinwirkungen auf den Gesamtorganismus führen, ist heute nachgewiesen. Durch radium- und meso-
thoriumhaltige Substanzen wurden in Amerika schwere Schädigungen der Arbeiterinnen in Zifferblattmalereien beobachtet. Die
Arbeiterinnen, die die leuchtenden Ziffern auf die Uhren malen,
nahmen den Pinsel während der Arbeit oft zwischen die Lippen,
und dadurch entstanden nach Jahren Ablagerungen von kleinsten
Mengen Radium im Organismus. Dadurch aber entstanden bösartige Knochensarkome.

Heute wissen wir, daß auch manche *Lungenkrebse* auf solche
Strahlenwirkungen zurückzuführen sind. Der Schneeberger Lun-

genkrebs war schon seit Jahrzehnten bekannt. In den Kobalterzgruben von Schneeberg erkrankten viele Arbeiter (auch erst
nach jahrelanger Beschäftigung) an Lungenkrebs, und man suchte
die Ursache in der Lungenverstaubung, oder im Arsengehalt des
Staubes dieser Bergwerke. Es hat sich aber jetzt herausgestellt,
daß der Gehalt der Grubenluft an Radium-Emanation in diesen
Gruben außerordentlich hoch ist, und als man genauere Untersuchungen an den Arbeitern von Joachimsthal anstellte, wo die
Pechblende und daraus das Radium gewonnen werden, stellte sich
heraus, daß hier ebenfalls der primäre Lungenkrebs bei den
Arbeitern ungewöhnlich häufig ist. Es liegt also wohl auch hier
eine chronische Strahlenschädigung vor. Jedenfalls hat sich eine
unmittelbare Beziehung der einfachen Lungenverstaubung, wie sie
bei Kohlearbeitern sehr häufig ist, zur Krebsbildung nicht nachweisen lassen.

Hat die Haut eine angeborene Überempfindlichkeit gegenüber
den Lichtstrahlen, wie wir dies bei dem familiär und erblich auftretenden Xeroderma pigmentosum beobachten, so kann es durch
die *Wirkung der Sonnenstrahlen* zur Krebsbildung schon im Kindesalter an den sonnenbelichteten Stellen des Körpers kommen.
Bei älteren Menschen, die ihr Leben lang starken Witterungseinflüssen und intensiver Sonnenbestrahlung ausgesetzt sind, denkt
man sich die Entstehung des Hautkrebses in ähnlicher Weise, wie
z. B. auf der Haut alter Seeleute, und die Häufigkeit der Hautkrebse in Australien führt man auch dort auf die sehr starke Sonnenlichtwirkung zurück. Selbstverständlich kommt zu diesen Einwirkungen auch noch der wechselnde individuelle Faktor der Allgemeindisposition und Lokaldisposition hinzu.

Die Bestrahlungskrebse können wir nicht verlassen, ohne der
Einwirkung der sog. *Erdstrahlen* zu gedenken. In neuerer Zeit
wurde wiederholt auf diese angeblichen Erdstrahlen die Krebsentstehung zurückgeführt. Es muß betont werden, daß das reinste
Phantasien sind und irgendein Nachweis solcher Erdstrahlen auch
durch die ungeheuer empfindlichen Apparate, die für solche
Zwecke heute zur Verfügung stehen, niemals gelungen ist. Das
Reichsgesundheitsamt hat daher im vorigen Jahre in einer Warnung
vor dem Ankauf von Entstrahlungsapparaten mit Recht gesagt:

„Wissenschaftlich sind derartige Strahlen bisher nicht festgestellt worden.
Jede ernsthafte Nachprüfung hat vielmehr ergeben, daß die Behauptung der

Wünschelrutengänger über das Vorhandensein solcher Strahlen und über die Wirkung von Apparaten, die zu ihrer Abschirmung angeboten werden, in sich voller Widersprüche und unvereinbar mit der auf der Wissenschaft aufgebauten Erfahrung sind. Gänzlich unbewiesen ist aber die Behauptung, daß diese vermeintlichen Strahlen eine unmittelbar krankmachende Wirkung auf den von ihnen betroffenen Menschen ausüben, insbesondere, daß sie die Krebskrankheit erzeugen. Die Verbreitung dieser Behauptung ist lediglich geeignet, eine ganz unnötige Unruhe und Angst in die Bevölkerung hineinzutragen. Es kann daher nicht stark genug verurteilt werden, wenn diese Furcht dann dazu ausgenutzt wird, Personen zum Ankauf von bestimmten Apparaten und Vorrichtungen zu veranlassen, mit der Versicherung, daß deren Einbau im Boden unterhalb der Wohnung der betreffenden Personen diese ‚Erdstrahlen' am Eindringen in die Wohnungen verhindert.“

Noch einige weitere Krebsformen, über deren Entstehung wir im Gegensatz zu den meisten Krebsfällen etwas aussagen können, sollen hier erwähnt werden. Den Lippenkrebs führen die meisten Untersucher auf die Einwirkung des Tabakrauchs und der Pfeife zurück. Diese Krebsform ist bei Frauen selten, während gewöhnlich die Kranken Pfeifenraucher sind. Nachdem in neuester Zeit im Tierversuch von Roffo und Lü die Erzeugung einer allgemeinen Krebsbereitschaft durch Tabakrauch gelungen ist, wird uns das häufige Auftreten auch bei dieser chronischen Schädigung verständlich.

Eine besondere Parasitenkrankheit, die Bilharziose, ist in Ägypten häufig und führt zu schweren Schädigungen insbesondere der Harnwege. Mit dieser Landeskrankheit wird daher die Häufigkeit des Blasenkrebses in Ägypten erklärt. Der primäre Leberkrebs — bei uns recht selten — kommt in Indien häufiger vor, weil dort auch Leberschrumpfungen (Cirrhosen) sehr häufig sind. Ferner soll bei den Bethelnußkauern in Indien der Krebs des Mundbodens häufiger beobachtet werden, als sonst. Bei chronischen Arsenessern tritt eine chronische Hauterkrankung auf, die in manchen Fällen auch an der Haut zu dem sog. Arsenkrebs führt. Die Bedeutung des Arsens für die Entstehung der allgemeinen Geschwulstbereitschaft ist ja oben schon hinreichend dargelegt.

Die Erkenntnis der Bedeutung von Berufsschäden ist natürlich für das Krebsproblem von großer Wichtigkeit. Trotzdem spielen die Berufskrebse im Verhältnis zur Gesamtzahl der Geschwulsterkrankungen beim Menschen keine große Rolle. Das allgemeine Krebsproblem läßt sich also durch Vermeidung dieser Berufsschädigungen nicht lösen. Trotzdem sind wir selbstverständlich verpflichtet, nachdem einmal die Schädigungen dieser Berufe erkannt sind und nachdem die Art der Schädigung, die hier wirksam ist, aufgedeckt ist, alles zu tun, um diese Schäden von den Arbeitern abzuhalten. Es muß dadurch gelingen, die Zahl der Berufskrebse, wenn nicht vollkommen auszurotten, so doch auf ein Mindestmaß herabzudrücken.

Für die anderen bösartigen Geschwulstformen, bei denen eine äußere Schädigung als mitwirkend bei der Entstehung des lokalen oder allgemeinen Faktors unbekannt ist, werden die oben dargelegten Erkenntnisse vor allem dazu führen, neben der lokalen Behandlung der Ausrottung der Krebszellrasse, die im Anfangsstadium durch Operation oder Bestrahlung oder beides durchaus möglich ist, in ganz anderer Weise wie bisher die Allgemeinbehandlung des Organismus in den Vordergrund zu stellen [1]. Alles, was die Atmungsvorgänge in den Organen steigert, werden wir hier heranziehen dürfen, dann vor allen Dingen die Abwehrkräfte des Organismus unterstützen und fördern, die auch gegenüber den Krebszellen eine Bedeutung haben und manchesmal erhebliche Wirkungen entfalten können."

Eine Frage muß hier noch kurz gestreift werden, das ist die Frage, woran eigentlich der Krebskranke stirbt, wodurch eine bösartige Geschwulst zum Tode führt. Man hat, wiederum von den Grundgesetzen der Infektionskrankheiten geblendet, angenommen, daß auch diese, vom Körper selbst gebildeten schmarotzenden Krebszellen besondere Gifte bilden und dadurch die schweren Schädigungen herbeiführen. Alle Versuche, ein solch besonderes Gift, das doch bei den Infektionskrankheiten für jeden einzelnen Schmarotzer und Erreger dargestellt ist, bei der Krebskrankheit aufzufinden, sind völlig vergeblich gewesen. Der ganze Verlauf der Krankheit zeigt auch, daß die wuchernden Zellen wohl durch Druck ihre Umgebung schädigen, auch durch Zerfall weitere Schädigungen auslösen können, daß aber von der Bildung eines besonderen Krebsgiftes gar nicht die Rede sein kann. In der Hauptsache wirkt die bösartige Geschwulst auf den Körper und seine Organe nur verdrängend, und wenn bei dieser Verdrängung lebenswichtige Funktionen gestört werden, so kann das Leben dadurch allerdings un-

---

[1] Ich verweise hierüber auf den Vortrag, den ich auf dem 25. Kongreß der Deutschen Röntgen-Gesellschaft in Baden-Baden vor kurzem gehalten habe; Strahlen-Therapie Bd. 50, S. 5, Mai 1934.

möglich werden. Dazu kommt, daß in sehr vielen Fällen durch
den Zerfall der Geschwulst Blutungen und sekundäre Infektionen
eintreten, die dann das typische Bild des Verfalles des Gesamtkörpers herbeiführen. Aber nicht durch Krebsgifte selbst wird
hier der Körper geschädigt, sonst wäre es ja auch undenkbar, daß
der Körper zuweilen mehrere Pfund Krebsgewebe enthalten kann,
während die giftbildenden Schmarotzer doch schon den Körper
zugrunde richten in Mengen, die kaum in Milligramm ausgedrückt
werden können. Darin liegt ja auch das Heimtückische der Krankheit, daß in manchen Fällen je nach dem Sitz die Krebsgeschwulst
schon sehr erhebliche Größe erreicht haben kann, ohne daß der
Träger irgend etwas ahnt oder feststellen kann.

Zweites Kapitel.

Berechtigung von Verhütungsmaßnahmen.

Leichter liegen unsere Aufgaben, wie es wenigstens scheint,
wenn es sich darum handelt, die Krebskrankheit zu verhüten.
Unsere Einblicke in das Wesen der Krebskrankheit und die Bedingungen ihrer Entstehung zwingen uns heute, die Frage aufzu-
werfen, was wir tun können, um die Entstehung der Krankheit im
Keim zu ersticken oder zu verhüten.

Gewiß werden kritische Kollegen glauben, daß die Zeit für
Maßnahmen zu einer Verhütung der Krebskrankheit noch nicht
gekommen sei. Ich bin anderer Ansicht. Die Krebskrankheit hat
sich, insbesondere infolge der Überalterung der Bevölkerung, zu
einer der schwersten Seuchen der Menschheit entwickelt. Wenn-
gleich man es als ein Glück bezeichnen muß, daß sie in der großen
Mehrzahl nur die älteren Jahresklassen befällt, so sterben doch heute
auch schon viele Menschen im mittleren Alter und einige sogar in
der Jugend oder gar in der Kindheit an dieser Krankheit. Im
Gegensatz zu den ansteckenden Infektionskrankheiten, die in
einem großen Teil der Fälle ohne jedes wesentliche Zutun unserer-
seits ausheilen, kommt es bei der Krebskrankheit so gut wie niemals zur Selbstheilung. Bei dieser Sachlage kann die naturwissenschaftliche Medizin, die ihr höchstes Ziel im Helfen und Heilen er-
blickt, kann also besonders der Arzt nicht warten, bis alle schwierigen
Probleme, und deren gibt es gerade bei der Krebskrankheit un-

endlich viele, von der Wissenschaft einwandfrei gelöst sind. Er
muß handeln und retten, was zu retten ist, und der systematische
Kampf gegen die Krankheit auf Grund unserer, wenn auch unzu-
reichenden Kenntnisse hat bereits Früchte getragen. Darüber
hinaus haben aber die letzten 25 Jahre unser Wissen über das Wesen und die Bekämpfungsmöglichkeiten dieser Krankheit schon
so sehr vertieft und erweitert, daß wir auch in der Frage der Verhütung der Krebskrankheit nicht mehr die Hände in den Schoß
zu legen brauchen.

Die Verhütung der Entstehung und Ausbreitung des Krebses
ist und bleibt höchstes Ziel der medizinischen Forschung und
ärztlichen Kunst. Unsere Zeit steht unter dem Gesetz des Han-
delns, und so wollen wir auch in dieser Richtung handeln, handeln
selbstverständlich in dem Bewußtsein unserer schweren Verantwortung und in dem Bewußtsein, daß nicht am ersten Tage schon
alle Bastionen des Feindes genommen werden können. Aber einmal muß mit dem Kampf begonnen werden, und ich hoffe in den
folgenden Aufsätzen zeigen zu können, daß die Aussichten für die
Aufnahme des Kampfes zur Verhütung der Krebskrankheit gar
nicht mehr so ungünstige sind.

Drittes Kapitel.

Wichtigkeit der Frühdiagnose.

Ist einmal die Krankheit ausgebrochen, so haben wir allerdings
nach dem Gesagten eigentlich schon den Schlußakt eines kompli-
zierten und meist über lange Jahre sich erstreckenden biologischen
Vorganges vor uns. Die krankhafte Zellrasse ist fertig, und jetzt
ist eine Heilung nur mehr möglich, wenn es uns gelingt, die krankhaften Zellen restlos aus dem Körper zu entfernen oder im Körper
zu zerstören. Das ist in einer Reihe von Fällen durch Operation
und Bestrahlung dann möglich, wenn diese Krankheitsfälle früh
genug in die Hand des richtigen Arztes kommen. Man hat deshalb
mit Recht zur Bekämpfung der Krankheit auf die *ungeheure
Wichtigkeit der Frühdiagnose* hingewiesen und viele Maßregeln ge-
troffen, um die gesamte Bevölkerung auf die Wichtigkeit dieser
Frühdiagnose, die nur durch den geschulten Arzt gestellt werden
kann, hinzuweisen. Selbstverständlich kann dieses Ziel, soweit

überhaupt erreichbar, nicht gefördert werden ohne die strenge Ausschaltung des Kurpfuscherwesens. Jeder Arzt kennt wohl traurige Fälle dieser Art genug, wo durch die Verkennung des Leidens durch den Kurpfuscher, durch angewandte Massage an der falschen Stelle und ähnliches die Krankheit nicht nur nicht gebessert, sondern stark verschlimmert wurde und der richtige Zeitpunkt zur Rettung endgültig versäumt wurde.

Vor allen Dingen müßte also die Behandlung krebskranker und krebsverdächtiger Menschen ganz allen *denjenigen* übertragen werden, die sich ihrer Verantwortung im vollen Umfange bewußt sind, und das können ganz allein gut ausgebildete *Ärzte* sein. Wenn diese Notwendigkeit schon für die Geschlechtskrankheiten erkannt ist, in wieviel höherem Grade gilt das für die Krebskrankheit! Das ist schon von vielen mit unwiderleglichen und überzeugenden Gründen dargetan worden und in letzterer Zeit hat noch besonders eindringlich Mc KILLOP gesetzgeberische Maßnahmen gegen das Kurpfuschertum gefordert, „dessen Ignoranz ebenso groß ist, wie seine Habgier und Hartherzigkeit“. Aber damit allein ist es nicht getan. Wir haben ebenso dafür zu sorgen, daß die Kranken von Ärzten behandelt werden, die wirklich von den Dingen etwas verstehen und auf der Höhe der modernen Medizin stehen. Da ist noch sehr viel zu tun und dafür zu sorgen, daß nicht Unheil durch approbierte Kurpfuscher angerichtet wird und daß das Wissen der praktischen Ärzte durch regelmäßige Fortbildung ständig auf der Höhe gehalten und vervollkommnet wird.

Weiterhin ist schon häufig empfohlen worden, die Aufklärung der Gesamtbevölkerung durch Presse, Radiovorträge, Bücher, vor allem aber durch Ärzte, Zahnärzte und Krankenpflegepersonen dahin zu erweitern, daß mehr wie bisher die Kenntnis der ersten bedrohlichen Erscheinungen Allgemeingut des Volkes wird. Periodische Untersuchungen aller über 40jährigen durch erfahrene Ärzte könnten Gutes stiften, besonders auch der immer wiederholte Hinweis auf die Beachtung der ersten Erscheinungen. Hierbei wird man natürlich die häufigsten Krebsformen in erster Linie berücksichtigen. Andererseits wird man darauf achten müssen, nicht künstlich eine Krebsangst unter der Bevölkerung zu erzeugen.

Es ist aber nun nicht so, als ob wir die Frühdiagnose in allen Fällen der Krebskrankheit erreichen und ermöglichen könnten, und weiter ist es auch noch nicht so, als ob bei gestellter Frühdiagnose nun jeder Krebsfall mit Sicherheit heilbar wäre. Das gilt vielleicht für die bösartigen Geschwülste der äußeren Haut, die ohne weiteres dem menschlichen Blick zugänglich sind. Aber auch da kennt jeder erfahrene Arzt, wenn auch seltene Krankheitsfälle von einer ungewöhnlichen Bösartigkeit, die selbst bei frühzeitigem Eingreifen mit den heute zur Verfügung stehenden Hilfsmitteln nicht mehr zu retten waren. Darüber hinaus aber beruht die Gefährlichkeit der Krebserkrankung ganz besonders auf der Tatsache, daß die Krankheit äußerst heimtückisch ist und einfach deshalb nicht rechtzeitig erkannt wird, weil weder der Erkrankte irgendwelche Erscheinungen, Beschwerden oder Störungen aufweist, noch sogar der Arzt bei sorgfältigster Untersuchung zuweilen solche nachweisen kann. Es kommen Fälle vor, in denen noch wenige Wochen, ja Tage vor dem Tode der Kranke sich völlig wohl fühlte und auch bei ärztlicher Untersuchung keine Störung gefunden wurde, wo aber sich aus dem späteren Befunde mit Sicherheit ergab, daß bereits der ganze Körper von Krebsknoten durchsetzt war.

Immerhin sind doch die Fälle selten, wo nicht eine frühzeitige gründliche ärztliche Untersuchung schon im frühen Beginn auch die Krebsbildung der inneren Organe aufdecken könnte. Man wird nicht jeden über 40 Jahre alten Menschen zweimal im Jahre durchleuchten können, das würde schon an den großen Kosten scheitern. Eine Kleinigkeit aber ist es, zweimal im Jahre den Körper bei allen älteren Menschen ärztlich durchuntersuchen zu lassen. Hierbei wären besonders Prüfungen auf verborgene Blutungen im Magendarmkanal (Guajac-Reaktion des Stuhles), auf Blutungen im Harnapparat anzustellen. Eine Untersuchung des Urins auf Blut wäre vorzunehmen und bei der Frau auf Blutungen aus den Genitalien und auf bestimmte, leicht feststellbare Gebärmutterveränderungen (Leukoplakie, Portio-Erosion), ferner auf Knotenbildungen in der Brust zu achten.

Das Vorgehen der Lebensversicherungsgesellschaften, die für ihre Versicherten in regelmäßigen Abständen die Kosten derartiger ärztlicher Untersuchungen übernehmen, kann im Interesse des Volksganzen nur aufs wärmste begrüßt werden.

Die Zahl der nicht frühzeitig erkannten Krebsfälle würde durch solche allgemein durchgeführten Maßnahmen sicherlich auf ein Mindestmaß herabgesetzt werden können. Es bleiben dann noch einige Fälle übrig, in denen die Frühdiagnose einfach heute noch nicht gestellt werden kann, und es ist vorläufig nicht daran zu denken, daß dies grundlegend anders wird, es müßte denn sein, daß eine charakteristische Blutreaktion gefunden würde, die uns das Bestehen der Krankheit schon in ganz frühen Stadien anzeigt. Bis heute sind wir, trotz unendlicher darauf verwandter Arbeit noch nicht einmal so weit, den bestehenden und voll entwickelten Krebs mit Sicherheit aus dem Blute feststellen zu können.

Viertes Kapitel.

Wege zur Verbesserung der Erfolge von Operation und Bestrahlung.

Für alle diese Fälle wird es also notwendig sein, nach neuen Wegen zu suchen, um die Krankheit zu bekämpfen. Bei allen Maßnahmen, die wir gegen die bösartigen Geschwülste ins Auge fassen, müssen wir uns darüber klar sein, daß die Krebskrankheit einen ungeheuren Kreis verschiedenster Arten und Formen umfaßt. Selbst Geschwulstformen der gleichen Art können von Fall zu Fall außerordentlich große Unterschiede aufweisen. Der Verlauf der Krebskrankheit ist bei den einzelnen Menschen ungeheuer verschieden, so daß oft nur der Fachmann die gleiche Krankheit überhaupt erkennt. Die verschiedenen Krebszellen erzeugen ganz verschiedene chemische Substanzen und zeigen die größten Unterschiede in der Strahlenempfindlichkeit, was für die Behandlung von leider sehr großer Bedeutung ist. In der Bildung der typischen Wachstumsstoffe (Hormone) zeigen die Geschwülste die denkbar größten Unterschiede, und ebenso groß sind die Unterschiede in der Bildung von Tochterknoten (Metastasen) nach Massenhaftigkeit, Organ und Organsystem. Wir kommen also zu dem Schluß der *biologischen und chemischen Individualität der Geschwulstzelle*, und das bedingt die ungeheuer verschiedene Reaktion der verschiedenen Geschwulstarten auf dieselben Einflüsse und Eingriffe.

Ist einmal die Geschwulstkeimanlage fertig gebildet, so kann aus ihr über kurz oder lang der vollentwickelte Krebs hervorgehen. Auch für die Fälle, die noch einer Operation zugänglich sind, oder die noch mit Aussicht auf Erfolg einer Röntgen- oder Radiumbestrahlung unterworfen werden können, werden wir nach *Verbesserung der lokalen Methoden* noch weiter zu suchen haben. Die *Operationserfolge* sind durch Fortschreiten der Technik tatsächlich doch von Jahr zu Jahr verbessert worden. Ich erwähne hier nur aus letzter Zeit das elektrische Messer, durch dessen Anwendung es gelang, bei der Herausnahme einer Krebsgeschwulst oder eines Krebsgeschwürs die so gefährliche weitere Verstreuung von Krebszellen in die Umgebung (Gefäße und Gewebe) mit Sicherheit zu vermeiden, da nun jede Zelle, die mit dem Messer in Berührung kommt, sofort abgetötet wird.

Weiterhin aber liegt noch ein erfolgversprechendes Gebiet vor uns bei den *Bestrahlungen*. Ich erwähnte bereits, daß die einzelnen Geschwulstarten sehr verschieden strahlenempfindlich sind. Die günstige Wirkung von Radium- und Röntgenstrahlen beruht ja darauf, daß die meisten Geschwulstzellen wesentlich empfindlicher gegen Bestrahlungen sind als das gesunde Gewebe. Die Frage lautet also, ob wir die Strahlenempfindlichkeit der Krebszellen der einzelnen Geschwulstformen vielleicht beeinflussen können, und da wissen wir aus neuester Zeit, daß das durchaus möglich ist. Wenn man gleichzeitig eine Schädigung der Atmung der Zellen z. B. durch Blausäure durchführt, so wird die Empfindlichkeit der Krebszellen gegen die Röntgenbestrahlung stark gesteigert, der Erfolg der Bestrahlung als wesentlich verbessert. Bereits vor Jahren habe ich darauf hingewiesen, daß die Erfolge der Krebsbehandlung verbessert werden können, indem man dem krebskranken Körper regelmäßig *Zucker mit Insulin* zuführt. (Insulin ist jener Stoff, den die Bauchspeicheldrüse bildet und dessen Fehlen die Zuckerkrankheit hervorruft.) Ich betone aber, daß die Zuckerzufuhr allein nur schädlich wirken könnte, das wesentliche ist hier das Insulin, und der Zucker wird nur beigegeben, um eine zu starke Sofortwirkung des Insulins zu verhindern. Nun wurde in jüngster Zeit von EICHHOLZ, ZWERG und KLUGE gezeigt, daß durch vorherige Zufuhr von Insulin die Wirkung der Röntgenstrahlen auf die Krebszellen stark gesteigert, nahezu verdoppelt werden kann. Das sind also alles Hinweise auf weitere Verbesserungsmöglichkeiten auch der lokal wirksamen Methoden bei der Krebskrankheit. Auch durch Schilddrüsenstoffe kann man die Wirkung von ultravioletten Strahlen und Röntgenstrahlen wesentlich beeinflussen.

Aber nur zu viele Fälle bleiben immer noch übrig, bei denen Operation und Bestrahlung letzten Endes versagen und wo die Kranken nun doch der Krankheit zum Opfer fallen. Im Gegensatz zu den Anschauungen, die noch vor gar nicht langer Zeit die Medizin beherrschten, haben wir oben gesehen, daß in allen Fällen *zwei Ursachenkomplexe die Geschwulstbildung* bestimmen: Für die Geschwulstentstehung ist *die Geschwulstkeimanlage* ebenso wichtig, wie die Gesamtdisposition des Körpers, *die allgemeine Krebsbereitschaft des Gesamtkörpers.* Deshalb wird auch für unsere Hilfe, die wir dem Körper angedeihen lassen, diese Erkenntnis grundlegend sein.

Sobald die Krankheit einmal ausgebrochen ist, werden wir uns heute nicht mehr mit den lokalen Methoden begnügen, sondern *auch auf den Gesamtkörper* in dem Sinne *einwirken,* daß die gefährliche Krebsbereitschaft des Gesamtkörpers geändert wird, daß die Stoffwechselvorgänge des Gesamtorganismus wieder in die normalen Bahnen gelenkt werden. Wir werden also, kurz gesagt, die Atmungsvorgänge im ganzen Körper anzuregen haben, die Gärungsvorgänge möglichst zu unterdrücken haben. Wir werden nach Wegen suchen, um die Blutalkalose zu beseitigen und dann vor allem die Abwehrkräfte des Körpers zu stärken. Auf alle diese Dinge soll an dieser Stelle nicht näher eingegangen werden, soweit es sich um den bereits zum Ausbruch gekommenen Krebs handelt.

Ich verweise dieserhalb auf meinen Vortrag über die Bedeutung dieser Maßnahmen für die Krebsbehandlung auf der 25. Tagung der Deutschen Röntgen-Gesellschaft zu Baden-Baden (s. S. 16).

Fünftes Kapitel.

Verhütung der Entstehung der Krebskeimanlage.

Wesentlich günstiger wird unsere Lage, wenn es sich darum handelt, dem Ausbruch der Krebskrankheit vorzubeugen. Hier werden ja die auf den Stoffwechsel und den Gesamtorganismus einwirkenden Maßregeln zur Beseitigung der Krebsbereitschaft in ganz anderer Weise wirksam sein können, wie bei schon ausgebrochener Krankheit. Man wird den Körper stählen und kräftigen können, so daß vielleicht die Krankheit überhaupt nicht zum Aus-

bruch kommen kann. Nach dem früher Gesagten werden wir hier
aber ganz verschiedene Maßregeln ins Auge fassen müssen, je nachdem es sich um erworbene, also durch äußere Schädigungen aus-
gelöste Krebserkrankungen des Körpers handelt, oder um solche
Erkrankungen, die wenigstens in der Anlage, sowohl in der lokalen
Anlage, wie in der allgemeinen Krebsbereitschaft des Organismus,
in der Keimzelle verankert, also vererbt sind.

1. Erbbiologische Verhütung der Krebskrankheit.

Liegt eine erbliche Anlage zur Entwicklung der Krebskrankheit
vor, so kann dieselbe aus dem Stammbaum der Familie nur auf
erbbiologischem Wege entfernt werden. In manchen Fällen ist die
Bedeutung dieser angeborenen lokalen und allgemeinen Anlage so
durchschlagend und allein maßgebend, daß wir in solchen Fällen
höchstens hoffen könnten, den Ausbruch der Krankheit zu verhindern. Da es sich grundsätzlich ja nach unseren jetzigen Kenntnissen — abgesehen von der Geschwulstkeimanlage — um dieselben
Stoffwechsel- und Regulationsstörungen im Körper handelt, wie
bei den erworbenen Geschwülsten, so werden die Abwehrmaßregeln
grundsätzlich dieselben sein, wie die gleich zu besprechenden.
Darüber hinaus wird man ernstlich in Erwägung zu ziehen haben,
ob bereits heute unsere Kenntnisse soweit gesichert sind, daß man
durch Verhinderung bestimmter Kreuzungen die erbliche Neigung
zur Krebsbildung herabsetzen kann. Zahlreiche Tierversuche beweisen ganz eindeutig, daß man durch bestimmte Kreuzungen die
Zahl der in einem Stamme auftretenden Krebserkrankungen in
jeder gewollten Richtung beeinflussen, erhöhen und herabsetzen,
ja ganz unterdrücken kann.

Im allgemeinen müssen wir annehmen, daß nur in sehr wenigen
Fällen angeborener oder schon bei Kindern auftretender bösartiger
Geschwülste die Allgemeindisposition ebenfalls im Keimplasma
festgelegt ist und mit zur Welt gebracht wird. In den anderen
Fällen spielt zwar sicher die ererbte Konstitution auch für die
Allgemeindisposition eine wichtige Rolle, aber die Regel der bösartigen Geschwulstbildung lautet, daß diese hinzutretende Allgemeindisposition in den meisten Fällen erst im Alter auftritt oder
erworben wird. Dabei ist es keineswegs so, daß dieses Alter des
Eintretens der besonderen Krebsdisposition sich allgemein bestimmen läßt. Es dürfte für den einzelnen Menschen verschieden

sein, und darin wirkt sich eben auch die ererbte Konstitution aus. Nach den Ergebnissen der Tierbeobachtungen ist zwar in einem einheitlichen Mäusestamm auch das Alter des Auftretens der Geschwülste ziemlich genau festgelegt und ändert sich in den späteren Generationen nicht (bei Inzucht!). Dieses Gesetz trifft aber wahrscheinlich für den Menschen nicht zu, da hier ja von Generation zu Generation mit einem ständigen erheblichen Wechsel der Erbanlagen zu rechnen ist und im allgemeinen eine Inzucht keine Rolle spielt. Es kommt also darauf an, wie in bezug auf die Krebsentwicklung das Keimplasma von den Vorfahren her belastet ist. Ist von beiden Seiten der Eltern die Belastung sehr groß, so werden wir mit einem häufigeren und frühzeitigeren Auftreten von bösartigen Geschwülsten, damit also auch der allgemeinen Krebsdisposition, rechnen dürfen.

Wichtig ist bei diesen erbbiologischen Erkenntnissen, daß die Naturvorgänge sehr häufig nicht nur von *einer* Ursachengruppe bedingt sind. Sehr häufig ist das familiäre Auftreten der Krebskrankheit nur zu verstehen durch das *Zusammenwirken* äußerer und innerer Einflüsse mit einer angeborenen, vererbten Veranlagung.

Es kann keinem Zweifel unterliegen, daß wir heute schon, auch beim Menschen, eine Reihe von Geschwulstbildungen (auch von bösartigen Geschwülsten und mancher gewöhnlicher, menschlicher Krebsformen) kennen, bei denen der Erblichkeitsfaktor ganz allein bestimmend ist. Haben wir einmal, wie beabsichtigt, Erbgesundheitsämter, die die erbliche Belastung der Familien zu prüfen und zu verfolgen haben, so wird man feststellen können, welche Erbkombinationen gefährlich sind oder gar mit Sicherheit zur Krebserkrankung führen. Durch Ausschaltung der schwerbelasteten Familien von der Fortpflanzung, durch Verhinderung des Zusammentretens schwerbelasteter Erbmassen, wird sich auf die Dauer sicherlich Gutes erreichen lassen. Wenn einmal die Menschheit erkannt hat, daß wir berechtigt sind, hier einzugreifen und nicht — trotz besserer Erkenntnis — alles dem Zufall überlassen dürfen, werden auch auf diesem Gebiete Fortschritte nicht ausbleiben. Für die durch erbliche Anlage entstandenen und für die sowohl im Allgemeinfaktor wie im lokalen Faktor vollkommen in der Erbmasse festgelegten Geschwulstbildungen können wir also nichts weiter tun, als das Zusammentreten gleichartig belasteter

Keimplasmen möglichst zu verhindern. Von Wichtigkeit ist nämlich auch, daß nicht die Krebskrankheit als solche, sondern die Krebsart, also z. B. der Faktor „Magenkrebs", durch die Erbmasse auf die Nachkommen weitergegeben wird. Ist dies von beiden Seiten der Fall, so muß die erbliche Belastung nach den Grundgesetzen der Vererbung eine viel stärkere sein. Wenn also zwei junge Menschen eine Ehe eingehen, und sowohl unter den Eltern des Mannes wie der Frau je ein Fall von Magenkrebs vorgekommen ist, so dürfte die erbliche Belastung hier so stark sein, daß man vom Eingehen der Ehe abraten muß. Gerade also bei erblicher Belastung eines Stammes mit der *gleichen Art* von bösartiger Geschwulst muß, wenn irgend möglich, das Zusammentreten mit einem anderen Stamm *derselben* Belastung verhindert werden. Über diese Fragen verweise ich auf meinen Aufsatz über Krebsbekämpfung durch Erbpflege [1].

Leider ist es heute noch nicht möglich, für jeden Fall von menschlicher Krebskrankheit genau auszusagen, ob er im wesentlichen auf vererbte Ursachen oder auf äußere Schädigungen zurückgeht. Es kann sowohl der lokale Faktor, wie der Faktor der allgemeinen Krebsbereitschaft (allgemeine Disposition) ganz oder teilweise auf erblichem Boden gewachsen sein, wie diese beiden Faktoren erworben, durch äußere Schädigungen geweckt sein können, wobei immer noch das, was man allgemeine oder Rassendisposition nennt, mitwirken kann. Das ist also bis heute für die einzelnen Fälle nicht in jedem Falle genau zu ermitteln.

Wenn wir also von den oben erwähnten Maßnahmen absehen, die wir zur Ausschaltung der erblichen Keimschädigung durchführen können, so bleibt für beide Grundformen der bösartigen Geschwülste die gleiche Aufgabe übrig: Es gilt die Grundstörung des allgemeinen Stoffwechsels, die beiden Formen gemeinsam ist, in die richtigen Bahnen zurückzulenken, und es gilt, die Abwehrkräfte des Körpers in jeder Weise zu heben und zu stärken.

2. Berufsschutz und Bekämpfung der Krebs-Vorkrankheiten.

Diejenigen bösartigen Geschwulstformen, deren Zusammenhang mit bestimmten Berufsschädigungen einwandfrei feststeht, werden wir ganz sicher auf ein Mindestmaß herabdrücken können.

---

[1] Dtsch. Ärzteblatt, 27. Jan. 1934, S. 92 sowie Dtsch. med. Wschr. 1933, S. 1489.

Es ist klar, was bei den krebsgefährdeten Berufsarbeitern zu geschehen hat. Wir werden alle Möglichkeiten, die schädliche Einwirkung fernzuhalten, ausnützen müssen, darüber hinaus aber auch grundsätzlich die Arbeiter in einem solch gefährlichen Betriebe nur kurze Zeit arbeiten lassen und möglichst immer wieder durch neue Kräfte ersetzen, denn zu den Grundgesetzen dieser Krebsentstehung durch äußere Schädigung gehört ja, daß die Schädigung längere Zeit eingewirkt haben muß. Alles dies gilt für die Anilinarbeiter (Harnblasenkrebs), Pecharbeiter (Krebs des Hodensacks und der Arme), Paraffinarbeiter (Krebs der Haut), für die Joachimstaler und Schneeberger Bergleute (Lungenkrebs durch Radiumwirkung), für die Krebskrankheit bei den Röntgenärzten und -schwestern und viele andere.

Alle diese Berufe und die früher erwähnten erfordern ein genauestes Studium, um aufzuklären, welche Stoffe die eigentlich schädlichen sind. Dabei ist bei diesen Stoffen auch wieder scharf zu unterscheiden zwischen der lokalen Wirkung und der Umstimmung des Gesamtkörpers zur allgemeinen Krebsbereitschaft. Durch derartige Aufklärung kann sehr viel Unheil im Interesse unserer Arbeiter verhindert werden. Weiterhin ist von Twort in jüngster Zeit gezeigt worden, daß man auch die Mineralöle und Teersorten, die in manchen Betrieben ganz unvermeidbar mit dem Arbeiter in Berührung kommen, sehr wohl in ihrer krebsmachenden Wirkung stark abschwächen kann. Durch die von ihm angegebenen Verfahren gelang es z. B. die für die Textilfabriken so wichtigen Schneideöle so zu verändern, daß sie ihre Giftzähne geradezu völlig verloren hatten, und dadurch gelang es, dem Spinnerkrebs sehr wirksam vorzubeugen. Durch gleichzeitige Anwendung einer Schutzsalbe aus Lanolin-Olivenöl wurden weiter die Erfolge so verbessert, daß die Betriebe geradezu gefahrlos wurden. Auf diesem Wege muß systematisch fortgeschritten werden, um noch weitere gute Erfolge zu erreichen.

Darüber hinaus ist es aber ganz sicher, daß sehr viele leichte chronische Schädigungen des täglichen Lebens eine Bedeutung für die Krebsentstehung haben durch ganz leichte Gewebsschädigungen und dauernd wiederholte Ersatzwucherung, und daß solche Schädigungen wahrscheinlich noch bedeutungsvoller sind, als es heute schon wissenschaftlich einwandfrei nachzuweisen ist. Sicheres aber wissen wir besonders über die Gefährlichkeit von *Narbenbildungen.*

Hier steht in vorderster Linie die *Brandnarbe*. Jede Brandwunde muß daher sehr sorgfältig und mit großem Können behandelt werden, um die günstigsten Vorbedingungen für eine gute Vernarbung herbeizuführen und insbesondere Infektionen, die sehr schädlich für die Narbenbildung sind und den Heilungsprozeß oft monate- ja jahrelang hinausziehen, zu vermeiden. Ist einmal eine Brandnarbe entstanden, so muß dem Kranken die Gefahr klargemacht werden und jede Schädigung dieser Narbe, Abschürfung, Verletzung usw. sorgfältig vermieden werden. Fast noch gefährlicher sind Narbenbildungen nach Röntgen- und Radiumverbrennungen. Für sie gilt ganz dasselbe. Ebenso ist sorgfältig zu achten auf alle Fälle chronischer Eiterung, auf chronische Hautentzündungen, die mit vermehrter Hornbildung einhergehen, auf Bildung von eiternden Fisteln nach Verletzungen und ähnliches. Die Risse, die sich auf den Lippen und an der Zunge manchmal bilden, dürfen nicht vernachlässigt werden oder längere Zeit bestehen bleiben, insbesondere müssen schlechte Zähne, die derartige Risse verursachen, oder ihre Heilung verhindern, beseitigt werden. In der der Krebsbildung so stark ausgesetzten Mundhöhle muß eine sorgfältige Hygiene und tadellose Zahnpflege im ganzen Volk zur Selbstverständlichkeit werden. Auch Warzen, sowohl auf der Haut wie auf den verschiedenen Schleimhäuten und jahrelang bestehende Ausschläge (Ekzeme) sind an allen Stellen des Körpers eine gewisse Gefahr, wenn die Krebsbereitschaft des Alters hinzutritt. Dazu kommen dann noch die Muttermäler, die besonders im Gesicht und am Rücken nicht ungefährlich sind; sobald ein solches Muttermal auch nur geringe Zeichen von Wachstum, Größerwerden beobachten läßt, ist es zu entfernen, ehe es zu spät ist, denn gerade hieraus entstehen manchmal sehr bösartige Krebsformen. Auch von Magen- und Darmpolypen — in einer recht erheblichen Zahl die Vorstufen der Krebsbildung — gilt das gleiche, sobald sie einmal erkannt sind. Es ist eine alte Erfahrungstatsache, daß ein Hautkrebs z. B. niemals an einer solchen Stelle der Haut entsteht, die vorher ganz unverändert war; irgendein angeborener Fleck, eine Narbe, eine Entzündung oder gar Eiterung geht so gut wie immer, meist jahrelang der Krebsbildung der Haut voraus. Von großer Bedeutung ist hier auch die so häufige cystische Entartung der weiblichen Brustdrüse. Die Brustdrüse steht unter dem beherrschenden Einfluß der Keimdrüsen, und an meinem Institut wurde nachgewiesen, daß der monatliche Zyklus der Eibildung in der weiblichen Keimdrüse auch ganz regelmäßige monatliche Zellwucherungen und Entwicklungsvorgänge in der Brustdrüse auslöst. Hier sind also sehr leicht Störungen möglich, und die Cystenbildung dürfen wir wohl als eine derartige Entwicklungsstörung auffassen, die nun in einer Reihe von Fällen zur Krebsbildung führt. Wenn wir also lebhaftere Zellwucherungen in derartig cystisch entarteten Brustdrüsen finden, so mögen äußere und innere Einflüsse zusammen mit bestimmten Arten erblicher Veranlagung so wirken, daß es hier zu Geschwulstbildungen kommt. Wir werden also auch hier Vorsorge treffen müssen und uns nach Wegen umzusehen haben, um das Herauswachsen echter Krebsbildungen aus diesen cystisch entarteten Brustdrüsen zu verhindern.

Wenn man all dies beachtet, so ist es heute schon möglich, die bösartige Geschwulstbildung auf der äußeren Haut, den Krebs der Mundschleimhaut, des Rachens, der Brustdrüse, der Schleimhaut der Gebärmutter und ähnliches, durch regelmäßige Untersuchung und sorgfältige Beobachtung in vielen Fällen zu verhindern. Das Wichtigste bei diesen Krebsformen ist eigentlich schon erreicht, die Erkenntnis der Ursachen, die schließlich zu schwerer Gesundheitsschädigung führen, und daher werden sich Wege finden lassen, um diese wichtigen Teilursachen zu vermeiden und die Krankheit auf ein geringes Maß zurückzuführen.

Sechstes Kapitel.

Verhütung der Krebsentwicklung aus der Krebskeimanlage und den Krebs-Vorkrankheiten.

Damit hätten wir die Maßnahmen in großen Zügen erschöpft, die man anwenden kann und muß, um die örtlichen Bedingungen für die Entstehung einer Krebskrankheit zu bekämpfen. Es bleibt nunmehr die nach den früheren Darlegungen so ungeheuer wichtige *Bekämpfung der typischen Allgemeindisposition* zur Geschwulstbildung des Körpers übrig, der *Krebsbereitschaft des Gesamtorganismus*.

Die Verhütung der Krebskrankheit wäre ja viel einfacher, wenn wir rechtzeitig wüßten oder feststellen könnten, *welche* Menschen von der Krankheit bedroht sind. Leider besitzen wir beim Menschen noch keine Möglichkeit, eine vorhandene Krebsdisposition schon vor dem Auftreten der bösartigen Geschwulst nachzuweisen, fehlt uns doch bis heute überhaupt noch eine Methode, die etwa am Blute schon sicher und in allen Fällen erkennen ließe, daß ein beginnender Krebs (im Anfang der Entwicklung) im Körper vorhanden ist. Es bleibt uns also nichts übrig, als vorläufig, wenn wir überhaupt die Verhütung der bösartigen Geschwülste betreiben wollen, diese auf alle älteren Menschen auszudehnen. Denn darüber ist ja kein Zweifel, daß die Gefahr, an einer bösartigen Geschwulst zu erkranken, in der Jugend sehr gering ist. Haben wir einmal wirksame Maßnahmen der Verhütung, so brauchen dieselben nicht in der Jugend einzusetzen, sondern im allgemeinen mit dem 40. oder 30. Lebensjahr, und nur bei einer vorhandenen stärkeren Belastung, wenn also mehrere Krebsfälle bei den Vorfahren, z. B. bei Eltern und Großeltern oder in den betreffenden Seitenlinien eingetreten sind, würde man schon in früherem Lebensalter mit diesen Verhütungsmaßnahmen beginnen. Es sterben von den Erwachsenen etwa 14—18% aller Menschen an bösartigen Geschwülsten. Wenn wir diese 14—18% vorher bestimmen könnten, so wären wir einen wesentlichen Schritt weiter. Es werden demnach, solange wir hierauf noch keine klare Antwort haben, Maßregeln empfohlen werden müssen für sämtliche Menschen, die im krebsgefährdeten Alter stehen, obwohl nur für etwa $^1/_6$ dieser Menschen solche Maßnahmen wichtig sein werden. Wir werden eine solche Empfehlung um so eher aussprechen können, wenn diese Maßnahmen völlig ungefährlich und darüber hinaus die Gesundheit *jedes* Menschen zu fördern geeignet sind.

A. Die Bekämpfung der allgemeinen Krebsbereitschaft des Körpers.

Da wir aber in allen Fällen, ganz gleichgültig, ob sie auf eine vererbte Geschwulstkeimanlage zurückgehen, oder ob die Geschwulstkeimanlage sich auf dem Boden einer schweren oder chronischen Gewebsschädigung gebildet hat, die typische Krebsbereitschaft des Gesamtkörpers, die Allgemeindisposition, nachgewiesen haben, so müssen wir uns die Frage vorlegen, ob es gelingt, diese allgemeine Krebsbereitschaft wirksam zu bekämpfen. Es ist heute noch nicht ganz sicher zu entscheiden, ob diese Allgemeindisposition, diese Krebsbereitschaft des Gesamtkörpers in *jedem* Falle auf der *gleichen* allgemeinen Stoffwechselstörung beruht, aber das eine wissen wir sicher aus zahlreichen chemischen und experimentellen Untersuchungen, daß dem *Atmungsvorgang* in der Körperzelle, der Oxydation, Verbrennung der Nahrungsstoffe in der Zelle, dabei eine sehr große Bedeutung zukommt. Die Krebszelle ist offenbar in ihrer Atmungsfähigkeit schwer geschädigt und benutzt deshalb als Kraftquelle die Zuckerspaltung (ohne Sauerstoffverbrauch). Es tritt eine *erhöhte Gärung* ein, der Zucker wird zu Milchsäure vergoren. Die gleiche Störung, wenn auch in geringerem Grade, konnten wir, wie oben gezeigt, im Gesamtorganismus, im Stoffwechsel der einzelnen Organe des gesamten krebskranken Körpers nachweisen. Wir werden also in erster Linie darnach trachten, die Atmungsvorgänge des Gesamtkörpers zu steigern und die Gärung herabzudrücken. Wenn es uns gelänge, diese Stoffwechselstörung auf irgendeinem Wege, insbesondere auf chemischem Wege, zu beeinflussen oder ganz zu beseitigen, so wären wir auch damit einen großen Schritt weiter, auch wenn es uns nicht gelänge, damit den Stoffwechsel in der Geschwulstzelle selbst zu beeinflussen. Wenn im übrigen, noch gesunden Körper die beim Krebs bestehende Stoffwechselstörung beseitigt würde, so dürften wir hoffen, in ganz anderer Weise dem Vordringen der Krebskrankheit, der Bildung von Tochterknoten, dem dauernden Wachstum der Krebszellen einen Riegel vorzuschieben.

Diese Aufgabe der Beeinflussung des Stoffwechsels ist aber sehr viel schwerer zu lösen, als es auf den ersten Blick scheint. Der gemeinsame Grundzug der Stoffwechselstörung in allen Geschwulstzellen ist nach dem heutigen Stande des Wissens die Atmungsstörung und die Steigerung des Gärungsstoffwechsels, also die erhöhte Bildung von Milchsäure aus Zucker. Aber wissenschaftlich liegen hier noch große Lücken unserer Kenntnisse vor. Eines darf als sichergestellt gelten: der Gärungsstoffwechsel ist ganz allgemein der ausgesprochene Wachstumsstoffwechsel. Auch in der Geschwulstzelle hört das Wachstum auf, wenn die Gärungsvorgänge vollkommen unterdrückt werden, was durch bestimmte Gifte möglich ist.

1. Atmungsförderung.

Wir werden also darnach trachten, besonders die Atmungsvorgänge zu steigern, die ohnedies den Gesamtorganismus beleben. Man könnte sich vorstellen, daß eine Steigerung der Atmung das krankhafte Stoffwechselgeschehen in der Krebszelle unterdrückt, denn Steigerung der Atmung setzt in gesunden Zellen stets die Gärung herab, ja unterdrückt sie vollständig. Da das Zuckermolekül sehr viel Sauerstoff enthält, wird zu seiner Verbrennung nur soviel Sauerstoff verbraucht, als Kohlensäure entsteht. Man könnte also daran denken, daß die Herabsetzung des Sauerstoffverbrauches oder der Atmung bei der Kohlehydratspaltung nur darauf beruht, daß eben im Verhältnis zur Eiweiß- und Fettspaltung viel weniger Sauerstoff verbraucht wird. Die Herabsetzung der Atmung in der Krebszelle geht aber über diesen physiologischen Minderverbrauch von Sauerstoff bei der Kohlehydratspaltung hinaus, und man kann sich wohl vorstellen, daß bei einer Steigerung des Sauerstoffverbrauchs in dieser Zelle die starke Gärung wieder unterdrückt werden könnte.

Der schwerwiegende Einwand gegen diesen Gedankengang liegt in der Möglichkeit, daß die Krebszelle ihrem Wesen nach eben nicht stärker atmen *kann*. Wir wissen heute durch die Entdeckungen von WARBURG, daß die Atmungsfähigkeit einer Zelle an ihre Metastruktur, ihren Feinbau geknüpft ist. Zerstörungen dieses Feinbaus machen es der Zelle unmöglich zu atmen, und daran kann auch ein stärkeres Sauerstoffangebot nichts ändern.

Weiter stehen die Atmungsvorgänge jeder Zelle unter der beherrschenden Steuerung des Gesamtkörpers. Hier spielt das Nervensystem eine Rolle, die Hormone (Wuchsstoffe, die von den Drüsen mit innerer Sekretion gebildet werden, wie Schilddrüse, Hirnanhang, Bauchspeicheldrüse usw.) und der Einfluß bestimmter Stoffe in der Nahrung, der Vitamine. Wegen der Individualität jeder einzelnen Geschwulstzelle ist es aber ungeheuer schwierig, hier allgemeine Richtlinien aufzustellen, denn die einzelnen Geschwulstarten und sogar die einzelnen Formen einer Geschwulstart bilden ganz verschiedene Arten von Hormonen und antworten auch auf die Zufuhr dieser besonderen chemischen Körper in sehr verschiedener Weise [1]. Von

---

[1] Vgl. B. FISCHER-WASELS: Die Hormone in ihrer Bedeutung für Entstehung und Wachstum der bösartigen Geschwülste. Endokrinologie. Bd. 14 Heft 2, S. 100, 1934.

hier aus kann also unsere Aufgabe nicht eher eine wirkliche Förderung erfahren, als bis wir *die chemische Individualität jeder
einzelnen Geschwulstzelle* genau feststellen könnten; davon sind wir
aber noch weit entfernt.

Wenn man aber von dieser Seite aus unsere Aufgabe betrachtet,
so wird es klar, daß *jeder* Geschwulstkranke dem Arzt *besondere*
Aufgaben stellt; er muß in doppelter Hinsicht individuell erforscht
und behandelt werden. Die Art jeder einzelnen Geschwulst stellt
auch in der Behandlung der Allgemeindisposition die größten An-
forderungen an den denkenden Arzt in bezug auf die Behandlung.
Für die Behandlung von Geschwulstkranken ist mit der alten Anschauung gründlich aufzuräumen, daß die bösartige Geschwulst
ein rein örtliches Leiden sei. Alle lokalen Behandlungsmethoden
müssen also mit energischen Einwirkungen auf den Gesamtorganismus, den Gesamtkörper, verbunden werden, und der Körper
muß in seinem Abwehrkampf durch Beeinflussung dieser Krebsbereitschaft, möglichst durch Beseitigung der Krebsbereitschaft
des Gesamtkörpers, unterstützt werden. Wird die allgemeine
Krebsbereitschaft des Körpers nicht beseitigt, so werden bei Ent-
fernung der primären bösartigen Geschwulst einzelne verschleppte
Zellen leicht zu Tochterknoten auswachsen können, es wird ein
Rückfall eintreten, ja, es können weitere Geschwulstkeimanlagen,
die etwa vorhanden sind, schon bald zu neuen Krebsknoten und
-geschwüren auswachsen.

Die allgemeine Krebsbereitschaft beruht aber nach dem Gesagten auf einer Schädigung der Atmungsvorgänge im Gesamtkörper und einer Steigerung der Gärungsvorgänge. Unsere Lage
ist am günstigsten, wenn sich überhaupt noch kein Krebs entwickelt
hat, oder wenn er erst in der feinsten Anlage vorhanden ist. Dann
werden wir am leichtesten durch Änderung der Gesamtbereitschaft
des Körpers der Bildung der bösartigen Geschwulst entgegenwirken
und sie vielleicht vollständig unterdrücken können. Daher scheint
dieser Weg der allgemeinen Beeinflussung des Körperstoffwechsels
für die Verhütung der Krebskrankheit besonders günstige Aussichten zu bieten.

Da die Luft, in der wir leben und atmen, die Atmosphäre, nur
20 % Sauerstoff enthält, so lag der Gedanke nahe, durch Mehrangebot von Sauerstoff, insbesondere durch Einatmung reinen
Sauerstoffs, hier etwas zu erreichen und hierdurch die Atmung des

Gesamtkörpers zu steigern. Schon durch den großen Physiologen PFLÜGER wissen wir jedoch, daß ein Mehrangebot von Sauerstoff bei der normalen Zelle keinen Mehrverbrauch hervorruft: diese Zelle kann also ihren Maximalbedarf an O_2 unter physiologischen Umständen voll decken. Trotz dieses Grundgesetzes ist zu beachten, daß für eine arbeitende oder kranke Zelle ein solches Mehrangebot an Sauerstoff durchaus nicht gleichgültig ist. Sowohl für die Erholung nach der Arbeit, wie für manche pathologischen Zustände wirkt daher eine Mehrzufuhr von Sauerstoff sehr günstig. Atmung von reinem Sauerstoff steigert auch die Verarbeitung der Nahrungsmittel in der Zelle (OKSIUSOW), und weiterhin werden wir daran denken, daß für manche im Geschwulststoffwechsel wichtigen Fermente der Sauerstoff eine schwere Schädigung, ein Gift, darstellt (ERLBACHER). Auch ist in der atmenden Zelle bei voller Sauerstoffsättigung der Abbau der so lebenswichtigen Eiweißkörper auf ein Mindestmaß herabgesetzt, während er bei Sauerstoffmangel sofort sehr viel stärker wird (OPPENHEIMER).

Da ferner der Sauerstoffverbrauch der Organe mit der Funktion steigt, so muß *jede Anregung der Organtätigkeit erwünscht* sein, und die Anregung zur Organtätigkeit wirkt also ohne weiteres in dem gewünschten Sinne. Es wäre eingehend zu untersuchen, welche Organe in erster Linie in ihrer physiologischen Funktion angeregt werden müssen, um der Krebsdisposition entgegenzuwirken. Durch Übung kann die Oxydationsfähigkeit der Gewebe erhöht werden (VOLLMER). In eigenen Versuchen an meinem Institut konnte diese Steigerung der Gewebsatmung bei der künstlichen Überempfindlichmachung nachgewiesen werden. Auch bestimmte Aminosäuren, Zerfallsstoffe des Eiweiß, selbst der Harnstoff steigern die Gewebsatmung zuweilen sogar im Geschwulstgewebe. Auch bei Erregung des Atemzentrums durch Kohlensäure oder durch Herzmittel wie Cardiazol, Coramin (BEHRENS und REICHELT[1]) erfolgt eine starke Erhöhung der Sauerstoffaufnahme im Gesamtorganismus.

Mein Schüler BÜNGELER fand die stärkste Steigerung der Gewebsatmung durch Zufuhr kolloidaler Eisenlösung. Auch Entzündungen, und dann besonders die Säuerung des Körpers unter gewissen Umständen können die allgemeine Gewebsatmung erhöhen.

---

[1] BEHRENS und REICHELT: Klin. Wschr. 1933, S. 1860.

Auf die vermehrte Sauerstoffaufnahme durch die gleichzeitige Atmung von reinem Sauerstoff unter Zusatz von 5% Kohlensäure werden wir später bei der Erörterung der Methoden, welche zu einer Säuerung des Gesamtkörpers führen, noch näher eingehen. Es gibt aber weiter noch vielerlei Wege, um den Körper zur stärkeren Sauerstoffaufnahme zu zwingen. Es gibt Heilmittel, die das Atemzentrum anregen, und so eine Zeit lang zu stärkerer Sauerstoffaufnahme führen wie Cardiazol und Coramin. Wir wissen, daß Einspritzungen von Eiweißlösungen unter die Haut die Atmungsvorgänge im ganzen Körper steigern. Auch Röntgen- und Ultraviolettbestrahlungen (künstliche Höhensonne) in geringer Dosis steigern die Sauerstoffaufnahme des Gesamtkörpers. Endlich spielt die Ernährung eine große Rolle. Eiweißfreie Ernährung setzt die Atmung im ganzen Organismus herab. Am schlechtesten werden die Atmungsvorgänge im Gesamtkörper bei reiner Kohlehydrat-(Zucker-)ernährung. Auch Cholesterin hemmt die Atmungsvorgänge und führt infolgedessen im Tierversuch zu stärkerem Wachstum der Krebsgeschwülste. Auf weitere Atmungseinflüsse durch die Nahrung werden wir bei der Besprechung der Ernährung noch weiter eingehen.

2. Bekämpfung der Gärung.

Daß die gesteigerte Gärung ein wichtiges Kennzeichen der Stoffwechselerkrankung der Krebszelle ist, ist schon wiederholt betont worden. Diese Gärung, die Milchsäurebildung aus Zucker, ist die Hauptenergiequelle der Krebszelle, und das Krebswachstum wird daher, das ist im Tierversuch deutlich nachzuweisen, durch vermehrte *Zuckerzufuhr* stark gefördert. Das *Insulin* dagegen wirkt nach vielen Versuchen hemmend auf das Krebswachstum ein, weil es im Gegensatz dazu die Glykogenbildung aus Zucker steigert, also den Wiederaufbau der Substanzen, die bei der Gärung gerade abgebaut werden. Nun kennen wir eine ganze Reihe von Giften, welche imstande sind, die Gärung zu hemmen oder ganz zu unterdrücken; wenn es gelingt, den Einfluß in der Geschwulst so stark zu machen, daß die Gärung vollständig aufhört, so hört auch das Wachstum auf. Aber die Giftkonzentrationen, die hierzu nötig sind, sind für den lebenden Menschen zu gefährlich.

Man hat auch den entgegengesetzten Weg eingeschlagen, durch Steigerung der Gärung die Milchsäure so in der Geschwulst anzureichern, daß die Geschwulstzellen selbst dadurch zugrunde gingen. Man kann dies erzielen durch reichliche Zuckerzufuhr, bei gleichzeitiger Zufuhr des Hypophysenvorderlappenhormons Prolan oder durch Zufuhr von Brenztraubensäure, aber bei der menschlichen Krebskrankheit sind dadurch Erfolge bisher noch nicht erzielt worden.

Ebenso wie die Atmungsvorgänge hängen auch die Gärungsvorgänge sehr wesentlich von der Art der Ernährung ab. Die Gärungsvorgänge werden wir im Organismus ganz allgemein wohl dadurch steigern können, daß wir ihm viel Zucker zuführen. Im Sinne der hier vertretenen Anschauung müßte das eine solche Steigerung der Gärungsvorgänge, eine Förderung des Krebswachstums darstellen. Tatsächlich ist auch gefunden worden, daß das Krebswachstum durch reichliche Zuckerzufuhr gefördert wird. Nun kann man natürlich den Zucker (die Kohlehydrate) als eines der wesentlichsten Nahrungsmittel nicht völlig ausschalten. Man kann aber sehr wohl eine *übermäßige Zuckerzufuhr beim Krebskranken vermeiden*, und auch im krebsgefährdeten Alter kann man wohl ohne Schwierigkeiten auf diese Seite der Ernährung Rücksicht nehmen. Wir wissen, daß der Gärungsstoffwechsel vor allen Dingen eine große Rolle spielt im wachsenden Organismus. Es ist kein Zufall, daß das Kind ein Zuckerbedürfnis hat, das sich nachher beim Erwachsenen von selbst verliert. Die Ernährungsweise des Kindes darf und muß verschieden sein von der des Erwachsenen, und so wie dem Kinde ein reichlicher Fleischgenuß schadet, so kann für den Erwachsenen eine reichliche Zuckerzufuhr — wir sehen hierbei ganz von der Zuckerkrankheit selbst ab — schädlich sein. Es wäre das also eine Maßnahme, die bei der Ernährung, auf die wir nachher eingehender zu sprechen kommen, sehr zu berücksichtigen wäre.

3. Bekämpfung der Alkalose, Säurezufuhr.

Wir kommen zu einer sehr wichtigen Wirkung auf die allgemeine Geschwulstbereitschaft des Körpers, zur Einwirkung auf die Alkalose. Das Blut hat bei gesunden Menschen einen ganz bestimmten Säuregrad. Wenn dieser Grad dadurch geändert wird, daß Laugen (Alkalien) reichlicher im Blut auftreten, so haben wir die *Alkalose* vor uns. Von vielen Forschern wird die Alkalose des Gesamtkörpers für eine wichtige Äußerung der allgemeinen Krebsbereitschaft gehalten. Zahlreiche Versuche beweisen jedenfalls die Unterstützung des Geschwulstwachstums durch alkalotische Einflüsse, und am Tier läßt sich zeigen, daß je alkalischer die Reaktion des Blutes ist, um so schneller der Krebs wächst. Von Wichtigkeit ist auch, daß Gewebszerfall Alkalose hervorruft. Hierbei werden Kalium- und Kalziumionen frei, die sonst an das Eiweiß gebunden und dadurch neutralisiert sind; werden Kalium und Kalzium aber im Gewebe zurückgehalten, so muß eine Alkalose die Folge sein. Ebenso wirken alkalotisch Sonnenlicht, Quarzlicht, Röntgenbestrahlung, wenn die Dosierung eine zu starke ist, ferner sehr reichliche Wasserzufuhr. All dies ist bei der Bekämpfung der Alkalose zu berücksichtigen.

Die Ernährung greift natürlich in alle diese Vorgänge wesentlich ein. Werden wir dem Körper zuviel Alkali zuführen, so wird eine Blutalkalose mit all ihren schädlichen Auswirkungen die Folge sein. Auf den Reichtum von *Alkalien in der Nahrung* führen manche Forscher die größere Häufigkeit der Krebskrankheit bei manchen Völkern und in bestimmten Gegenden zurück. Das eine steht jedenfalls völlig fest: Die Nahrungsalkalose begünstigt die Bedingungen zur Entwicklung und zum Wachstum von Krebsgeschwülsten in hervorragender Weise.

Wir werden also einen Alkaliüberschuß in der Nahrung vermeiden und für die älteren Jahrgänge mehr eine säuernde Kost empfehlen, worauf noch näher einzugehen sein wird.

Eine große Bedeutung hat aber in dieser Richtung auch die *Wasserzufuhr.* Durch reichliche Wasserzufuhr entsteht eine Alkalose des Blutes. Reichlich Wasser wird in den Geweben aber festgehalten besonders durch Kochsalz. Die kochsalzfreie Diät spielt heute in der Medizin, insbesondere in der Behandlung der Nierenkrankheiten, eine kaum zu überschätzende Rolle.

Kochsalzzufuhr steigert im Tierversuch die Bösartigkeit des Krebses. Reichliche *Kochsalzzufuhr* bringt zwangsmäßig einen großen Wassergehalt des Körpers mit sich, und da im allgemeinen das Krebsgewebe als das wasserreichste Gewebe des Körpers gelten darf, so erklärt sich hieraus schon die Begünstigung des Krebswachstums durch reichliche Wasserzufuhr und ebenso durch reichliche Kochsalzzufuhr. Wenn wir den Ausbruch der Krebskrankheit verhüten wollen, werden wir also Maßnahmen zu treffen haben, um zu reichliche Wasserzufuhr und vor allem zu reichliche Kochsalzzufuhr zum Körper zu verhindern, — eine Maßnahme, die auch sonst den Gesundheitszustand der Menschen in höheren Jahrgängen heben wird.

Die genannten Tatsachen beweisen schon, daß die Alkalose des krebskranken Körpers beseitigt werden muß, und dazu ist der einfachste Weg die *Zufuhr von Säure in der Nahrung*. Daß gleichzeitig die dadurch erreichte Säuerung (Azidose) auch die Atmungsvorgänge im Sinne eines vermehrten Sauerstoffverbrauchs steigert, wird uns nur willkommen sein. Ebenso ist es für unsere Zwecke sehr erwünscht, daß unter der Säuerung die Wirkung von Bestrahlungen verstärkt wird. Auch über lange Zeiträume ausgedehnte Säurefütterung hat sich als unschädlich erwiesen. Zufuhr von Salmiak oder Salzsäure in der Nahrung ist der einfachste Weg, um säuernde Auswirkungen zu erzielen. Auch Phosphorsäure-Limonade wird dazu viel verwandt. Auf die Arten der Zufuhr werden wir später näher eingehen.

Leicht gelingt es, eine Säuerung, Azidose des Blutes durch *Kohlensäureatmung* (5%) hervorzurufen. Die Verbindung dieser Kohlensäureatmung mit Atmung von reinem Sauerstoff ergibt eine für unsere Zwecke erwünschte Mehraufnahme von Sauerstoff bei gleichzeitiger Azidose. Die Kohlensäureatmung führt ferner zu einem Absinken der Blutmilchsäure und zu einer Zusammenziehung der Milz (deren Bedeutung später erörtert wird) — jedenfalls sind das alles Änderungen, die uns für unsere Zwecke nur erwünscht sein können. Beachtet werden muß bei dieser Behandlung, daß gerade bei älteren Leuten die Kohlesäureatmung zuweilen zu einer Erhöhung des Blutdrucks führt, und dann natürlich zu vermeiden ist.

Über Erfolge der Krebsbehandlung mit diesen Methoden, insbesondere mit der Sauerstoffkohlensäureatmung bei gleichzeitiger künstlicher Azidose durch Säurezufuhr habe ich schon früher berichtet[1]. Aber die Erfolge sind zu bescheiden und betreffen hauptsächlich die Gesamtkonstitution, können aber gegenüber dem bereits fertig entwickelten Krebs nichts Wesentliches mehr ausrichten und nur die Ergebnisse der Operation und Strahlenbehandlung in manchen Fällen verbessern. Auch diese Verbesserung ist nicht so wesentlich, daß man heute schon die allgemeine Einführung

---

[1] Siehe mein Werk: „Die Gasbehandlung bösartiger Geschwülste". München: J. F. Bergmann 1930.

der kostspieligen und umständlichen Methode befürworten könnte.
Zudem kann man ja die Kranken das Gemisch höchstens stunden-
weise atmen lassen (auch schon recht anstrengend), also keine
dauernde Säuerung, Azidose hierdurch erzielen, die sofort nach
Absetzen dieser Atmung wieder schwindet, ja in geringem Grade
ins Gegenteil umschlägt. Aber azidotische und atmungssteigernde
Wirkungen können wir, wie wir gesehen haben, auch in einfacherer
Weise erzielen, und so wird man die stundenweise Einatmung von
Luftkohlensäuregemischen (ohne den kostspieligen reinen Sauerstoff) und darüber hinaus eine dauernde azidotische Wirkung
durch Säurezufuhr in der Nahrung anstreben müssen, gerade in
den Fällen, wo unsere Aufgabe darauf beschränkt sein kann,
lediglich der allgemeinen Krebsbereitschaft entgegen zu wirken.

B. Stärkung der Abwehrkräfte des Gesamtkörpers.

Wir haben einleitend betont, daß sich die Krebszelle, sobald
sie einmal fertig entwickelt ist, dem Körper gegenüber, aus dem
sie hervorging, in wesentlichen Punkten ganz wie ein Schmarotzer,
Parasit verhält. Der Parasit untersteht natürlich nicht den Regulationen des Organismus. Wir dürfen uns daher auch hier nach
den Hilfsmitteln umsehen, die uns die Natur gegen die Parasiten
in die Hand gegeben hat. Wir wissen heute, daß der Körper gegenüber dem Eindringen und der Vermehrung von Parasiten über zwei
Hilfsmittel verfügt.

1. Erzeugung von Gegengiften gegen den Krebs
(Spezifische Immunisierung).

Fremdstoffe, insbesondere artfremde Eiweißkörper (und dazu
gehören ja durchweg auch die Parasiten, deren Körper natürlich
aus einem völlig anderen Eiweiß aufgebaut ist) rufen in dem
befallenen Organismus alle jene Reaktionen hervor, welche wir
unter dem Begriffe der Gegengiftbildung, der Immunitätsreak-
tionen, Immunisierung zusammenfassen. Es entstehen gegen die
Fremdkörper besondere, spezifische Gegengifte, Antikörper, wodurch in vielen Fällen die Parasiten im Organismus vernichtet
werden, die Krankheit heilt. Wir können die Gegenstoffe darstellen und direkt zur Bekämpfung der Krankheiten benutzen, wie

das große Gebiet der Serumtherapie, der Heilserumbehandlung, z. B. bei Diphtherie, Wundstarrkrampf usw. zeigt. Neben dieser passiven Immunisierung, Zufuhr der Immunstoffe selbst, können wir auch den Körper aktiv immunisieren, d. h. durch eine leichte Infektion der gleichen Art zur Bildung reichlicher und sehr wirksamer spezifischer Gegenstoffe zwingen.

In Tausenden von Versuchen hat man natürlich auf grundsätzlich gleichen Wegen versucht, die bösartigen Geschwülste zu bekämpfen. Aber da muß schon eins stutzig machen: es gibt wohl kaum eine Infektionskrankheit, bei der nicht auch Spontanheilungen, Heilungen ohne jeden Eingriff des Arztes (abgesehen von einer guten Krankenpflege) auftreten. Ja bei den gewöhnlichen Infektionskrankheiten ist diese Selbstheilung die Regel, und wir wissen, daß auch sie im wesentlichen erfolgt durch Bildung solcher Heilstoffe im Körper, die die eingedrungenen Krankheitserreger vernichten. Bei den bösartigen Geschwülsten wird derartiges nicht beobachtet. In der Literatur sind zwar ganz vereinzelte Fälle von Selbstheilung von Krebs berichtet, aber meistens halten solche Angaben der Kritik nicht stand, und selbst wenn wirklich — was ich gar nicht für unmöglich halte — einmal unter zehntausend Fällen eine Selbstheilung vorkommen sollte, spielt das grundsätzlich und praktisch gar keine Rolle und kann jedenfalls den ungeheuren und grundlegenden Unterschied im Verhalten einer Infektionskrankheit und einer Krebserkrankung in keiner Weise verwischen oder gar aus der Welt schaffen. Es kann das auch nicht wundernehmen: die Eiweißkörper der Krankheitserreger sind himmelweit verschieden von denen des Menschen. Die Krebszelle dagegen ist mit den Körperzellen *einer* Abstammung, nicht nur art-, sondern sogar individualgleich, und daher entspricht es nur den allgemeinen Gesetzen der Immunität, wenn der Körper gegen diese Zellen der eigensten engsten Verwandtschaft Gegengifte zu bilden *nicht* imstande ist.

Bisher haben ja auch alle die zahllosen Versuche, spezifische Änderungen in den Blutreaktionen des krebskranken Organismus aufzufinden (wie es bei den Infektionskrankheiten ja die Regel ist und manche schwierige Diagnose heute sofort sicherstellt) ein recht klägliches Ergebnis gehabt. Alle Versuche, auch an meinem Institut, auf diesem Wege selbst nur Impftumoren zu beeinflussen, sind bisher fehlgeschlagen.

Gegen die Möglichkeit einer spezifischen Immunisierung sprechen aber auch zahlreiche Erfahrungen am Menschen. Es gelingt doch sehr häufig, Tumorzellen in der schonendsten Weise z. B. durch Bestrahlung abzutöten, aber diese in großer Ausdehnung erfolgende Abtötung der Tumorzellen mit Resorption der aus den abgetöteten Tumorzellen zurückbleibenden Stoffe, die ja im gleichen Falle bei den Infektionskrankheiten zu stärksten Antikörperbildungen führen würde, tut dies bei der bösartigen Geschwulst eben *nicht*, sonst würden ja die Erfolge der Bestrahlungen in den Fällen, wo es im Anfang zu ausgedehnten Einschmelzungen des Geschwulstgewebes nach der Bestrahlung kommt, viel besser sein, und es müßten alle Metastasenbildungen ausbleiben. Leider sehen wir davon eigentlich nichts. Wenn es nicht gelingt, die Geschwulst durch die Bestrahlungen gleich im Anfang vollkommen zu zerstören, so gelingt es auch nicht, das weitere Wachstum derselben zu verhindern, trotzdem viele Krebszellen aufgelöst und resorbiert sind. Es gelingt sogar häufig, noch zahlreiche Karzinommetastasen durch energische Röntgentiefenbestrahlung selbst im Knochen z. B. zur vollkommenen Rückbildung zu bringen. In Blutkapillaren gehen verschleppte Krebszellen sehr häufig zugrunde. Und trotz dieses Absterbens und der Aufsaugung zahlreicher abgestorbener Krebszellen findet sich keine Andeutung von Immunisierung, die Krankheit schreitet unaufhaltsam fort.

Solange unsere Kenntnisse nicht weiter reichen als heute, ist der Weg der spezifischen Immunisierung ziemlich aussichtslos, und wir werden deshalb wohl unsere Hauptaufmerksamkeit auf die Beeinflussung des Stoffwechsels der Geschwulstzelle und des ganzen kranken Körpers richten. Viele suchen sogar die Erklärung für die Bösartigkeit, das Wachstum der Krebszelle gerade darin, daß durch sie nicht nur im Organismus keine spezifischen Abwehrvorgänge ausgelöst werden, sondern vor allem auch darin, daß die Geschwulstzelle die unspezifischen Abwehrvorgänge des Körpers hemmt und vollständig lähmt.

2. Stärkung der Abwehrkräfte des Körpers
(Unspezifische Abwehr).

Das ist nämlich der *zweite* Weg, auf dem der Körper den Kampf gegen eingedrungene Fremdlinge (und als Fremdlinge, Schmarotzer, dürfen wir ja die fertigen Geschwulstzellen be-

zeichnen) führt. Diese unspezifische Abwehr vollzieht sich wieder
um in zwei Formen: einer lokalen und einer allgemeinen Abwehr
Die lokale Abwehr sehen wir in dem Heer der Entzündungsvor
gänge auftreten. Die *Entzündung* einer Körperstelle stellt nicht;
anderes dar als die Summe der lokalen heftigen Abwehrvorgäng(
gegen die Gewebsschädigung durch das Eindringen von Schma
rotzern, Parasiten, Krankheitserregern, Fremdstoffen überhaupt
Aber der Körper wehrt sich auch in seiner Gesamtheit gegen di(
Schädigungen der Schmarotzer, denn diese Schädigungen bleibei
ja nicht lokal, sondern wirken auf den Gesamtkörper zurück. Dies(
Abwehrvorgänge des Gesamtkörpers sind vor allen Dingen in eine.
Steigerung der Zelltätigkeit bestimmter Zellen und Organe nach
gewiesen. In erster Linie steht hier die Milz, dann bestimmt(
Zellsysteme in Leber und Knochenmark und noch in anderen Or
ganen. Wir wissen z. B., daß die Heilung ansteckender Krank
heiten ohne die Mitwirkung dieser erhöhten Tätigkeit besondere:
Zellgruppen stark erschwert oder unmöglich ist. Diese *allgemein,*
unspezifische Abwehr hat enge Beziehungen zu den spezifischen Ge
fäßreaktionen, denn sie geht auf die gleichen Zelleistungen de
Organismus zurück.

a) Lokale Abwehr, Entzündung.

Daß der lokale Abwehrvorgang, die Entzündung, von Bedeu
tung für die Entwicklung einer Geschwulst ist, kann heute nich
mehr bezweifelt werden. In neuerer Zeit hat man auch experi
mentell festgestellt, daß Krebszellen sich in der Flüssigkeit eine
Entzündungsherdes nicht halten und hier zugrunde gehen und ha
daraus den Schluß gezogen, daß ein wichtiger Faktor für die Be
kämpfung der Geschwulst darin liege, daß die Entzündungsbereit
schaft des Gesamtkörpers möglichst gesteigert werde. Wir wissen
daß bei der Entzündung der Sauerstoffverbrauch und der gesamt
Stoffwechsel wesentlich steigt, auf das Zwei- bis Zehnfache, un(
daß auch das Wachstum einer transplantierten Geschwulst in
lebenden Tier in einem Gewebe, das zur heftigen Entzündung ge
bracht ist, sehr stark gehemmt wird.

Trotzdem spielt die lokale Abwehr, die Entzündung, bei de
Krebskrankheit keine wesentliche Rolle. Es kommt zwar vor durc]
sekundären Zerfall und zufällige Infektion des Krebsgeschwür(
daß Entzündungserscheinungen auftreten, aber viele Krebsfäll

verlaufen ohne alle Entzündungserscheinungen, und bei anderen treten Entzündungserscheinungen nur an einzelnen Stellen auf und sind dann, weil der Krebs schon vorgeschritten ist, völlig wirkungslos. Man hat deshalb vorgeschlagen, die *Entzündungsbereitschaft des Gesamtkörpers* beim Krebs möglichst *zu steigern*, zumal da bei der Entzündung auch der Sauerstoffverbrauch, also die Atmungsvorgänge und der gesamte Stoffwechsel, wesentlich ansteigen. Aber eine Steigerung der allgemeinen Entzündungsbereitschaft des Körpers ist wohl gleichbedeutend mit einer *Steigerung der allgemeinen Abwehrkräfte.*

Alle gesicherten Tatsachen der Pathologie zeigen, daß auch bei den Entzündungsvorgängen das Gesetz der Arbeitsteilung den Körper beherrscht. Die hochdifferenzierten Zellen des Körpers (Leber-, Nieren-, Gehirnzellen usw.) sind nicht mehr entzündungs-, d. h. abwehrfähig. Diese primitive Art der Verteidigung ist dem alle Zellen verbindenden Stützgewebe, dem Mesenchym, anvertraut: Alle Entzündungsvorgänge sind an das Stützgewebe und die Blutgefäße der Organe geknüpft. Dasselbe gilt für die allgemeine unspezifische Abwehr. Es hat sich immer deutlicher herausgestellt, daß auch hier Zellsysteme die Hauptaufgabe übernehmen, die wohl über den ganzen Organismus verteilt, aber in einzelnen Organen doch besonders konzentriert sind. Es ist das retikuloendotheliale System (RES), dessen Zellen sich im Knochenmark, in den Lymphdrüsen, in Leber und Milz vorzugsweise vorfinden — wobei der Milz der Hauptanteil zukommt —, bei den einzelnen Arten von Lebewesen allerdings in verschiedenem Grade.

b) Allgemeine Abwehr, Aktivierung des RES, allgemeine Reizbehandlung.

Dieses RES wird nun in seiner Gesamtheit durch das Eindringen aller Fremdstoffe in das Blut oder die Gewebe des Körpers zu erhöhter Tätigkeit veranlaßt oder, wenn diese Fremdstoffe in zu großer Masse und zu großer Giftigkeit eintreten, gelähmt. *Die erhöhte Tätigkeit des RES* steht in engen Beziehungen auch zur Bildung der spezifischen Gegengifte gegen ansteckende Krankheiten (Immunisierung) und ist in gleicher Weise wichtig für die Heilwirkung zahlreicher Heilmittel. Da die größte Menge des RES in der Milz lokalisiert und konzentriert ist, so ergibt sich der große Einfluß der Milz auf zahlreiche Infektionsvorgänge. Ich erwähne als besonders eindrucksvoll den ungünstigen Einfluß der operativen Milzentfernung auf den Verlauf der Tuberkulose, der Rekurrens- und Pneumokokkeninfektionen, die große Bedeutung dieser Zellen für die allergische Entzündung und die Überempfindlichkeit.

Auf die Bedeutung des RES für das Geschwulstwachstum wies zum ersten Male die Feststellung der Pathologen hin, daß man außerordentlich selten bei Krebserkrankungen Tochterknoten, Metastasen der Krebsgeschwulst, in der Milz findet, selbst in solchen Fällen, wo alle anderen Organe von diesen Metastasen übersät sind. Die systematische Bearbeitung des Problems hat allerdings gezeigt, daß verschleppte Krebszellen nicht gar so selten in den zahlreichen und weiten Gefäßräumen der Milz nachzuweisen sind. Sie werden aber gewöhnlich hier im Wachstum so stark gehemmt, daß man sie mit bloßem Auge in der Milz nicht findet. Die Hemmung ist keine absolute; es kommen Fälle vor, wo mehrere und große Krebsknoten in der Milz bei der Sektion gefunden wurden, so wie sich ja auch in seltenen Fällen primäre bösartige Geschwülste in der Milz selbst entwickeln können. Aber das sind seltene Ausnahmen. Als Erklärung der Regel hat man angenommen, daß die Geschwulstzelle selbst das RES lähmt, und aus dieser Annahme heraus wird es auch verständlich, daß bei allen bösartigen Geschwülsten, vor allem, wenn keine sekundäre Infektion hinzugetreten ist, der typische Sektionsbefund eine verkleinerte, welke Milz ist — ganz im Gegensatz zur Milzschwellung bei Infektionskrankheiten.

Während bei den ansteckenden Krankheiten z. B. Schwellung und Zellvermehrung in der Milz (das Organ kann doppelt so groß werden, oder größer, so daß es ohne weiteres unter dem Rippenbogen fühlbar wird) zu den charakteristischen Begleiterscheinungen gehört, ist es für die bösartige Geschwulst in eben demselben Grade charakteristisch, daß die Milz klein, geschrumpft und verödet ist. Es ist eine charakteristische Eigenschaft der Krebskrankheit, die vielleicht einen Teil der Bösartigkeit der Krankheit erklärt, daß die Krebszellen also alle Abwehrvorgänge des Organismus lähmen oder sogar ganz ausschalten. In eigenen Tierversuchen konnte ich mich überzeugen, daß Einwirkungen auf das Tier, die zu einer erheblichen Milzvergrößerung führten, völlig wirkungslos waren, sobald das Tier krebskrank war.

Im allgemeinen darf man sagen, daß jede Ausschaltung des

RES die Krebsbildung fördert. Durch solche Lähmungen können im Tierversuch z. B. Tumoren bereits durch Impfdosen erzeugt werden, die sonst reaktionslos vertragen werden. Milzexstirpation und Ausschaltung der RES-Zellen fördert die Entstehung und das Wachstum von Mäusegeschwülsten, insbesondere des Teerkarzinoms; sie ermöglicht sogar die Übertragung von Mäusetumoren auf andere Tierarten oder von menschlichen Tumoren auf das Tier und steigert die Metastasenbildung und die Bösartigkeit einer Geschwulst.

Wenn diese Beobachtungen grundsätzlich richtig sind, so müßte eine starke Anregung der Tätigkeit des RES die Tumorhäufigkeit herabsetzen. Hier ist wiederholt von Klinikern darauf hingewiesen worden, daß krebskranke Menschen in einem außerordentlich hohen Prozentsatz vorher niemals krank gewesen sind, insbesondere keine Infektionskrankheiten durchgemacht haben. Die Anregung des RES durch die tuberkulöse Erkrankung wirkt der Krebsentwicklung und -ausbreitung entgegen. Weiterhin wurde festgestellt, daß die Malaria, die zu stärksten Funktionssteigerungen und Wucherungen des RES führt, einen Einfluß auf die Krebshäufigkeit und das Geschwulstwachstum hat.

Tatsächlich wurden auch bei künstlichen Überpflanzungen von Geschwülsten bei Tieren lebhafte Steigerungen der Tätigkeit dieser Zellsysteme gefunden, aber das dauert *nur wenige Tage*. Nach Ablauf von etwa einer Woche macht diese erhöhte Tätigkeit der wirksamen Zellsysteme des RES einer fortschreitenden Lähmung mit schließlichem Schwund der Zellen Platz. Die bösartige Geschwulst bleibt als Sieger und legt alle Abwehrkräfte, die der Körper in den Zellsystemen des RES und besonders in der Milz zur Verfügung hat, lahm. Auch eine etwa bestehende Vermehrung dieser Zellen kommt zur Rückbildung. Dabei ist noch zu bedenken, daß wir es in solchen Versuchen mit übertragenen Geschwülsten zu tun haben. Der Körper aber, in dem sich von selbst eine bösartige Geschwulst entwickelt hat, steht vor sehr viel schwierigeren Aufgaben, denn er ist ja schon von vornherein in seiner Gesamtgeschwulstbereitschaft verändert.

Wenn es uns aber gelingt, die gesamten Zellsysteme des RES zu stärkerer Tätigkeit und zum Wachstum zu bringen, so können wir auch im Tierversuch nachweisen, daß dann das Geschwulstwachstum gehemmt wird. Wiederum liegen hier Reizung zu erhöhter Tätigkeit und Lähmung sehr dicht beieinander, so daß die *Frage der Dosierung* von ausschlaggebender Bedeutung ist.

Diesen Versuchen schließen sich die zahlreichen Experimente an, die nun die durch Lähmung ausgeschaltete Tätigkeit des RES, insbesondere der Milz, beim Geschwulstwachstum ersetzen wollen durch die *Zufuhr der wirksamen Stoffe.* Es wird dabei hypothetisch vorausgesetzt, daß durch chemisch definierbare Stoffe, die im gesamten RES ihre Bildungsstätte haben sollen, das Tumorwachstum stark gehemmt oder gar der Tumor vernichtet wird. Alle diese Versuche im Sinne einer Ersatzbehandlung, *Substitutionstherapie* (FICHERA) [1], Zufuhr der fehlenden Substanzen, gehen hauptsächlich aus von der Milz; aber auch andere Organe, insbesondere Knochenmark, Leber, Thymus, Duodenalschleimhaut u. a., sind durch Herstellung von besonderen Extrakten für diese Therapie herangezogen worden.

Die Aussichten einer solchen Ersatztherapie dürften noch sehr viel bessere werden, wenn es uns gelingt, die chemische Substanz oder die chemischen Substanzen anzureichern, oder in stärkerer Konzentration darzustellen, denen die nützliche Wirkung zuzuschreiben ist. Bisher steht diese Frage noch ganz in den Anfängen und könnte sehr wohl weiter gefördert werden. Sie müßte dann zunächst systematisch und mit zahlreichen Tierversuchen in Angriff genommen werden.

Günstige Erfolge sind erzielt worden mit Zufuhr von Milzextrakt und mit Organverpflanzungen der Thymusdrüse und der Milz unter die Haut. Man sah durch solche Milzüberpflanzungen starke Hemmung des Krebswachstums, selbst vollständiges Absterben der überpflanzten Tiergeschwülste eintreten. Einige haben sogar die Unterbindung der Milzvene ausgeführt und auch hierbei günstige Erfolge gesehen, weil dadurch in der Milz eine hochgradige Blutstauung auftritt und damit vielleicht eine vermehrte Bildung und Abgabe der besonderen Milzstoffe. Das Verfahren erscheint aber nicht unbedenklich, da bekannt ist, daß durch diesen Eingriff ein verstärkter Blutabbau und zuweilen sogar eine sehr bedenkliche und schwere Blutarmut erzeugt wird. Durch Milzzufuhr kann

---

[1] Vgl. das neueste Werk von FICHERA: Chemioterapia del Cancro bei Ulrico Hoepli, Milano 1935. XIII, sowie „Endogene Faktoren in der Tumorgenese und der heutige Stand der Versuche einer biologischen Therapie". Übersetzt aus d. Italienischen. Berlin: Julius Springer 1934.

jedenfalls die Lebensdauer der krebsgeimpften Tiere verlängert werden. FODOR fand die stärkste Hemmung durch Extrakte der Milz und des Knochenmarks, dagegen wirkten Extrakte der Nebennierenrinde, der Schilddrüse und des Hypophysenvorderlappens fördernd. BERTOLOTTO dagegen fand die stärkste Aktivierung des histiozytären Systems mit Wachstumsverlangsamung des eingeimpften Tumors durch intraperitoneal eingeführte Stücke von Hoden. Besonders besitzt das Thymusmilzsystem die größte Wirksamkeit; es konnte ganz besonders die krebszellenauflösende Wirkung des Blutes hierdurch sehr rasch gesteigert werden, während die nachträgliche Zufuhr von Leberextrakt diese Fähigkeit wieder vollständig beseitigte.

Die *Erklärung dieser Milzwirkung* wurde in sehr verschiedenen Veränderungen gesucht. Wichtig ist, daß die Milz am Eisenstoffwechsel sehr stark beteiligt ist. Vor allem sinkt die Sauerstoffkapazität des Blutes, indem nach *Milzentfernung* 4—20% des Hämoglobins kein Sauerstoffbindungsvermögen mehr besitzen. — Endlich führt die Milzentfernung zu einer Vermehrung der weißen (eosinophilen) Zellen des Blutes, die durch eiweißfreie Milzextrakte wieder beseitigt wird. Auch steigt der Zuckergehalt des Blutes und der Blutcholesterinspiegel nach Milzentfernung, und diese Steigerung scheint jahrelang zu bestehen — beides Veränderungen, die das Krebswachstum begünstigen. Die Empfindlichkeit des Organismus gegen Gifte ist wesentlich erhöht, vor allem aber ist das Zellauflösungsvermögen des Blutes für Krebszellen nach Milzentfernung stark herabgesetzt und steigt wieder an nach Zufuhr von Milzextrakten. Es steigt auch nach schwachen Milzbestrahlungen.

Demgegenüber bewirkt *Milzextrakt* eine Atmungssteigerung der roten Blutkörperchen, steigert den Sauerstoffverbrauch und wirkt bei Infektionen, auch bei Tuberkulose günstig; das Zellauflösungsvermögen des Blutes und die Freßfähigkeit der weißen Blutzellen werden durch Milzextrakt gesteigert, der Blutzucker gesenkt [1].

FREUND und KAMINER haben zuerst gefunden, daß das Blutserum eines normalen Menschen Krebszellen auflöst, während das Blutserum eines krebskranken Menschen diese Fähigkeit nicht besitzt, sondern im Gegenteil Krebszellen sogar vor der Auflösung schützt. Auch hier hindert die Individualität der verschiedenen

---

[1] FERRO: Tumori II. 6. 1 (1932).

menschlichen und tierischen Geschwulstzellen uns daran, diesen Befund in jedem Falle und für jede Geschwulstart feststellen zu können. Es scheint aber doch hinreichend bewiesen zu sein, daß das normale Blut des gesunden Menschen eine krebszellauflösende Kraft besitzt, die im krebskranken Körper verloren geht. Es ist möglich, daß hier ein besonderer chemischer Körper vorliegt, der vielleicht vom RES und besonders in der Milz gebildet wird, denn auf jeden Fall wird die zellauflösende Kraft des Blutes wesentlich verstärkt durch Zufuhr von Milzextrakt. Ähnliche Wirkungen werden durch Milzverfütterung erzielt, deren Durchführung allerdings wesentlich erschwert wird dadurch, daß die Kranken nach kurzer Zeit einen unüberwindlichen Widerwillen gegen diese Art der Ernährung bekommen.

Man hat also die Milz überpflanzt, man hat sie frisch oder gebraten verfüttert als ganzes Organ oder getrocknetes Pulver, und hat die verschiedensten Extrakte aus der Milz hergestellt und verfüttert oder eingespritzt und auch mit diesen zuweilen Erfolge erzielt. Nach Untersuchungen an meinem Institut kann durch die gleichzeitige Milzüberpflanzung nur in wenigen Fällen ein Angehen der übertragenen bösartigen Geschwulst verhindert werden, häufiger ist schon eine Verlangsamung des Tumorwachstums festzustellen, die aber nicht mehr erreichbar ist, wenn die Milz 14 Tage später als die Geschwulst überpflanzt wurde. Im WARBURGschen Stoffwechselversuch bewirkt die Hinzufügung des Milzextraktes eine völlige Umstellung des Stoffwechsels der Krebsschnitte: das Verhältnis von Atmung zu Gärung (1 : 5) wird durch den Milzextrakt auf 2 : 1 geändert und die Gärung des Krebsgewebes um 80 % vermindert. Die Milz wirkt zwei- bis dreimal so stark als Lymphdrüsenextrakte und fünf- bis zehnmal so stark als Thymus-, Lungen-, Herz- und Hodenextrakte. Wir sehen also, daß der Milzextrakt stark atmungssteigernd und gärungshemmend wirkt und können uns also auch sehr günstige Stoffwechselwirkungen auf den krebskranken Körper von diesem Extrakt versprechen.

TANAKA fand, daß beim Kaninchen der Milchsäuregehalt des Ohrvenenblutes vermehrt ist nach Milzexstirpation. Dieses würde ebenfalls auf ein Eingreifen der Milz in den Milchsäurestoffwechsel, eine Begünstigung des Tumorwachstums durch Vermehrung der Milchsäure, hindeuten. Auch der Nachweis, daß die Milz reichlich Cholin enthält, verdient der Erwähnung, da das Cholin eine große

Affinität zu rasch wachsendem Gewebe zeigt. Es darf aber als erwiesen gelten, daß Cholinbehandlung das Krebswachstum hemmt und ein für die Tätigkeit des lebenden Gewebes wichtiger Stoff, das Acethylcholin, wird ja sehr reichlich in der Milz gebildet. Als völlig erwiesen darf ferner gelten, daß die Einspritzung von Milzextrakt die Tätigkeit der gesamten Zellsysteme des RES lebhaft anregt, die Bildung von Gegengiften gegen Infektionskrankheiten, sowie die Freßtätigkeit der weißen Blutkörperchen steigert und erhöht. Milzextrakt führt ferner zur Blutzuckersenkung, zur Vermehrung der für die Abwehr der Geschwulstzellen so wichtigen großen einkernigen Zellen im Blut und zur Steigerung der Atmungsvorgänge, sowie zur Hemmung der Gärungen, wie Versuche am eigenen Institut erwiesen haben. Auch die Zufuhr von Milzextrakt in der Nahrung hat ähnliche Wirkungen zur Folge. Die Herstellung wirksamerer Milzextrakte und Milzpräparate dürfte aussichtsvoll sein, man darf hoffen auf diesem Wege wesentliche Fortschritte zu erreichen.

Man wird fragen, warum bei diesen Erfolgen nicht in viel ausgedehnterer Weise beim Menschen von diesen Methoden Gebrauch gemacht wird. Hierbei muß man sich klar sein darüber, daß die übertragbaren Geschwülste beim Tier eben doch etwas wesentlich anderes sind als eine im Körper selbst entwickelte und entstandene Geschwulst. Eine solche überimpfte Geschwulst entwickelt sich ja in einem Organismus, der nicht die allgemeine Disposition zur Krebskrankheit besitzt. Die Wachstumsbedingungen für die Krebszelle sind also hier sofort sehr viel ungünstigere als beim Spontantumor. Es darf daher nicht überraschen, daß man beim übertragenen Tierkrebs viel leichter dauernde Erfolge erzielt, als beim menschlichen Krebs, der sich ja ausnahmslos im Körper des Trägers selbst entwickelt hat. Trotzdem sollte diese Methode der *Aktivierung des RES* sehr viel stärker in den Dienst der Krebsbekämpfung gestellt werden, als es bis heute geschieht. Operation und Bestrahlung könnten dadurch ihre Erfolge nur verbessern. Und selbst eine kleine Verbesserung dieser Dauererfolge ist heute doch ein Fortschritt.

Eine solche Aktivierung des RES wird bereits erreicht durch eine in richtiger Weise dosierte *allgemeine Temperatursteigerung*, also durch *künstliches Fieber*. Hierfür gibt es eine ganze Reihe wirkungsvoller Methoden. Man kann das künstliche Fieber erzeugen durch ein heißes Bad mit nachfolgender Packung und kann dabei Temperatursteigerungen bis zu 40, ja 42° erreichen. Weiterhin kann künstliches Fieber erzeugt werden durch den elektrischen Strom, durch Ultrakurzwellen, durch Zellzerfallsprodukte, Eiweißabbaustoffe und solche chemischen Substanzen, welche einen Zellzerfall hervorrufen, wie z. B. Naphthylamin oder Schwefel oder durch Zufuhr von Nucleinsäure. Am besten kann man das Fieber erzeugen und sehr genau dosieren durch Bakterienstoffe, wie sie in dem Präparat *Pyrifer* in den letzten Jahren mit großem Erfolge angewandt werden. Bei dieser Sachlage werden wir für unsere Zwecke kaum Veranlassung haben, zur Fiebererzeugung künstliche Infektionen mit Malaria, Wechselfieber oder Rückfallfieber heranzuziehen, die ja ebenfalls eine starke Aktivierung des RES erzeugen und bei der Paralyse, der progressiven Hirnerweichung, mit großem Erfolge angewandt worden sind.

Wollen wir die Krebskrankheit verhüten, so werden wir, wenn irgend möglich durch unspezifische Reizmittel in regelmäßigen Abständen das ersetzen, was der Körper sonst durch wiederholte ansteckende Infektionskrankheiten erreicht, nämlich eine verstärkte Tätigkeit des RES.

Auch durch *Erzeugung heftiger lokaler Entzündungsreize*, wie sie schon seit Jahrhunderten mit der Methode der lokalen Verbrennung, des Glüheisens, des Haarseils, deutliche Erfolge erzielt haben, kann man eine allgemeine Aktivierung des RES erzielen. Eine lebhafte Tätigkeitssteigerung der Abwehrzellen kann ferner erzielt werden durch Einspritzungen geringer Mengen von *Lebertran* mit dem fettlöslichen *Vitamin A* und durch Einspritzungen von *Insulin*, dessen günstige Einwirkung auf die bösartige Geschwulst wir bereits erwähnt haben.

Es gibt also zahlreiche Methoden, um die Tätigkeit und Funktionsfähigkeit des RES zu erhöhen. *Dabei kommt alles auf die Dosis an.* Man hat diese Wirkung der unspezifischen Reiztherapie als Folge eines Eiweißabbaus in der Leber oder einer veränderten Mineralverteilung im Körper aufgefaßt. Dabei zeigt sich besonders an lokalen Herden die Beeinflussung in einer Doppelphasigkeit der Reaktionen, die wiederum ganz von der Dosierung des Reizmittels abhängig ist. Wir glauben, daß sich die Wirkungsweise am besten verständlich machen läßt durch die wechselnde Beeinflussung des Mesenchyms, insbesondere des RES, dessen

Aktivierung bei falscher Dosierung (wobei besonders die Überempfindlichkeitszustände zu berücksichtigen sind) leicht in völlige Lähmung umschlägt. Für die Wirkung der unspezifischen Therapie ist besonders auch die Reaktionslage des Organismus im Einzelfalle ausschlaggebend und ebenso der Zeitabstand der einzelnen Eingriffe.

Ich erwähne als *weitere Methoden* zur Funktionssteigerung des RES alle jene, welche auch WEICHARDT als Methoden der Protoplasmaaktivierung beschrieben hat: artgleiche Gewebsextrakte, Embryonalextrakte, eigenes Blut, bestrahltes Blut, ultraviolett bestrahltes, in die Muskeln eingespritztes Eigenblut, sowie in die Bauchhöhle eingespritztes Blut, Schröpfköpfe als besondere Form der Eigenbluttransfusion (BOSKOVIC[1]), Natrium nucleinicum, hämolytisches Serum und artfremdes Serum, welche eine starke Vergrößerung der Milz hervorrufen. Mit dem eigenen Serum und dem eigenen Blut hat man auf diesem Wege sogar bei Tuberkulose recht günstige Erfolge gehabt. Die *Wiedereinspritzung des eigenen Blutes,* das vorher mit Ultraviolettlicht (Quarzlampe) bestrahlt worden ist, wirkt ebenfalls sehr günstig auf die Milztätigkeit ein. Man kann diese Wirkung auch erzielen dadurch, daß man in Abständen von drei Tagen 10 ccm ganz frisches, nicht defibriniertes Eigenblut in die Muskulatur einspritzt[2]. Hierdurch werden die Atmungsvorgänge im Gesamtorganismus erhöht und die Blutbildung günstig beeinflußt. Die große Schar der verschiedenen Eiweißinjektionen, Milchinjektionen, der Fetteiweißpräparate wäre weiter hier anzuführen. Auch die anderen Arten der „Speicherung", selbst mit Tusche und Eisenzucker, können bei richtiger Dosierung zu lebhaften Zellvermehrungen und Funktionssteigerungen des RES führen. In jedem Falle ist es wichtig, daß bei einer Überdosierung die Blutreaktion (insbesondere die Vermehrung der Lymphocyten und Monocyten) abnimmt und die Abwehrkräfte erlahmen. Es ist eben *bei jeder Art von unspezifischer Therapie die Frage der Dosierung — nach Einzeldosis, Gesamtmenge und Zeitabständen — die Hauptsache.* Nur wenn eine ganz bestimmte optimale Menge des unspezifischen Mittels eingespritzt wird, kommt es zu der erwünschten Funktionssteigerung

---

[1] BOSKOVIC: Z. physik. Ther. **37.** 249 (1929).

[2] BRAUN: Münch. med. Wschr. 1933. S. 211; JOHN: ebenda 1934, S. 177; FERVERS: Dtsch. Arch. klin. Med. **175.** 226 (1933).

Ein weiterer Weg, um die Funktionssteigerung des RES zu erzielen, liegt in einer *schwachen allgemeinen Röntgenbestrahlung* des Körpers (vermehrte Aufnahmefähigkeit für Farbstoffe und Gewebszerfallsprodukte). Allerdings muß diese Bestrahlung mit schwachen Dosen vorgenommen werden, dann aber wirkt sie auch hemmend auf Angehen und Wachstum der Impfgeschwülste. Auch hier die gleiche Gefahr der Lähmung durch Überdosierung. Starke und häufige Röntgenbestrahlungen schädigen die bakterientötende Wirkung der Gewebe und Organe, schwache und nicht zu häufige Röntgenbestrahlungen steigern dieselbe, und zwar am stärksten in Leber und Milz.

Allgemeinbestrahlung der Haut vermehrt den Glutathiongehalt des Blutes, und die Gefahr einer intensiven Röntgenbestrahlung beim Krebs beruht vor allem darin, daß das RES in seiner Tätigkeit durch eine derartige massive Bestrahlung geschädigt und in seiner Funktion herabgesetzt wird, während man bei schwacher Dosierung die Erhöhung der Tätigkeit des RES, des Speicherzellensystems mit der KAUFMANNschen Probe (Untersuchung einer künstlichen Hautblase auf ihren Zellgehalt) nachweisen kann (vgl. z. B. CALÒ [1]). Auch eine *Reizbestrahlung der Milz* führt zu einer nachweisbar starken Steigerung der allgemeinen Abwehrkräfte im Organismus. Auch Insulin soll die Tätigkeit des Speicherzellsystems stark anregen.

Auch die *Wirkung einer allgemeinen Erwärmung, Hyperthermie*, auf den Organismus ist hier zu erwähnen. Wir sahen bereits, daß durch die künstlichen Temperatursteigerungen, wie sie durch Fieber, Infektionen und auch heiße Bäder zu erzielen sind, Wirkungen in unserem Sinne ausgelöst werden. Die lokale Erhitzung der Geschwulst ist vielfach angewandt worden, aber die Wirkungen derselben sind nicht allein durch die Temperatursteigerung und eine besondere Empfindlichkeit der Krebszelle gegenüber der Hitze zu erklären, sondern auch dadurch, daß es in dem erhitzten Gebiet zu einer Ansammlung von Abwehrzellen kommt. Auch die Behandlung mit elektrischen Kurzwellen wirkt ähnlich, vermag auch durch die Wahl bestimmter Wellenlängen spezifische Wirkungen auszulösen. Die *Kurzwellenbehandlung* führt zu Erregbarkeitsänderungen im Nervensystem, die hemmend auf das Geschwulstwachstum einwirken.

---

[1] CALÒ: Strahlenther. **46**. 529 (1933).

Da es gelungen ist, gerade die *Bedeutung der Milz im Rahmen des RES*, das eben in diesem Organ geradezu konzentriert ist, für das Geschwulstwachstum darzutun, so fragt es sich weiter, ob wir nicht durch *besondere Berücksichtigung der Milz bei unserem Vorgehen* noch bessere Erfolge erzielen können. Die Bedeutung des Fiebers und der lokalen Entzündungsvorgänge ist ja eben bereits dargelegt und an den allgemeinen Abwehrvorgängen, durch das Fieber und lokale Entzündungsvorgänge ausgelöst, ist ja die Milz in hervorragender Weise beteiligt. Die besondere Stellung der Milz für die Abwehrvorgänge unspezifischer Art werden wir auf zwei Wegen ausnutzen können, die man als den aktiven und den passiven bezeichnen könnte. In einem Falle werden wir die Milz zu verstärkter Tätigkeit anregen können, auf passivem Wege werden wir den Körper dadurch unterstützen können, daß wir die spezifischen, von der Milz produzierten Stoffe von außen dem Organismus zuführen. Nachdem eine erhebliche Wirkung der Milztätigkeit und der Milzstoffe gegenüber der bösartigen Geschwulst durch zahlreiche Versuche der verschiedensten Autoren einwandfrei nachgewiesen ist, werden wir auch daran denken müssen, eine Art aktiver Immunisierung, d. h. verstärkter Tätigkeit der Milz und vermehrter Produktion ihrer Abwehrstoffe zu Hilfe zu nehmen.

Zahlreiche Wege, eine solche verstärkte Tätigkeit des RES zu erreichen, wurden bereits erwähnt, und durch diese Allgemeinwirkung kann auch die Milz zu einer erheblich verstärkten Tätigkeit angeregt werden. Hier fragen wir aber, in welcher Weise es gelingt, die Tätigkeit gerade der Milz in besonderem Maße zu steigern. Zunächst gibt es eine Reihe von Infektionen, bei denen die Milz zu einer erheblich stärkeren Tätigkeit und im Laufe der Zeit zu einer starken Hyperplasie angeregt wird, wie die Malariainfektion, die Recurrensinfektion, die hämatogene Tuberkuloseinfektion, längeres Fieber überhaupt. Diese Form der Aktivierung des gesamten RES ist bekanntlich besonders zur erfolgreichen Bekämpfung der Paralyse herangezogen worden. Ihre natürlichen Gefahren hat man mit der Zeit überwinden gelernt. Auch beim Krebs hat BRAUNSTEIN die künstliche Malariainfektion herangezogen und deutliche Wachstumshemmungen der Geschwulst beobachtet. Der Antagonismus zwischen Krebs und Tuberkulose, zwischen Krebskrankheit und Recurrens sowie mancher Protozoeninfektion beruht wohl auf ganz denselben Vorgängen der starken Aktivierung des RES und in erster Linie der Milz. Aber wir wissen, daß dieser Antagonismus keineswegs ein vollkommener ist, und so sind denn auch bei entwickeltem Karzinom die Erfolge bis heute noch keine ermutigenden.

Durch alle Formen der unspezifischen Reiztherapie, insbesondere parenterale Eiweiß-, Fett- und Lipoidinjektionen, wird also auch die Milz zu erhöhter Tätigkeit angeregt. Hier ist, wie schon betont, von größter Bedeutung die fein abgestufte und dem Einzelfall angepaßte Dosierung des Reizmittels und die Zeitintervalle seiner Anwendung.

Aber es gibt noch weitere Möglichkeiten, *die Milz direkt zu einer verstärkten Tätigkeit zu bringen*. Wir erwähnen in diesem Zusammenhange die wichtige Eigenschaft der Milz als *Blutspeicher*. Diese für den Kreislauf wichtige Funktion können wir aber auch in den Dienst unserer Aufgaben stellen. Es ist bekannt, daß bei körperlicher Anstrengung die Blutspeicher sich entleeren, insbesondere werden dabei durch Zusammenziehungen der Milz größere Mengen von Milzblut in den allgemeinen Kreislauf ausgeworfen. Es kann wohl keinem Zweifel unterliegen, daß wir durch Vermehrung dieser Milzkontraktionen auch die für uns wichtigen spezifischen Milzstoffe reichlicher und häufiger dem Gesamtkörper zur Verfügung stellen werden. Solche Kontraktionen, Auspressungen der Milz können wir also in regelmäßigen Abschnitten durch *körperliche Anstrengungen*, durch systematische Gymnastik hervorrufen. Körperliche Übungen, Gymnastik führen aber — das könnte man einwenden — zu einem starken Verbrauch von Kohlehydraten, also in unserem Sinne zu einer Steigerung der Gärungsvorgänge — allerdings nur in der Muskulatur. Wir wissen, daß die zur Muskelarbeit notwendigen Energien ganz allein aus der Zuckerverbrennung gewonnen werden, aber hier wird die entstehende Milchsäure stets sofort weiterverbrannt oder in der Erholungspause zu Zucker wieder aufgebaut. Eine Regulationsstörung wie in der Geschwulstzelle liegt hier also *nicht* vor, und es ist wohl anzunehmen, daß die Steigerung solcher Spaltungsvorgänge im Organismus auf das Geschwulstwachstum nicht ungünstig einwirkt. Es wird also die Wirkung körperlicher Übungen auf die Entstehung und Ausbreitung von Geschwulstzellen nicht ungünstig einwirken, wir dürfen wohl annehmen, daß die günstigen Wirkungen weitaus überwiegen.

Es wird keinem Menschen, auch im Alter, schaden, wenn er jeden Morgen systematisch 15 Minuten Gymnastik treibt, unmittelbar nach dem Aufstehen. Dadurch wird jedesmal das Blut aus der Milz ausgepreßt und in unserem Sinne eine wohltätige Einwirkung auf den ganzen Körper erzielt. Durch diese Maßnahme würde es unnötig sein (woran man auch denken könnte), durch Adrenalininjektionen oder durch wiederholte Kohlensäureeinatmungen Kontraktionen der Milz auszulösen (und zeitweise eine leichte Azidose zu erzeugen).

Aber es stehen uns noch eine ganze Reihe anderer Verfahren zur Verfügung, um die Milz zur Kontraktion zu bringen, d. h. überhaupt die großen Blutspeicher der Bauchhöhle zu entleeren.

Hier wäre außer körperlichen Anstrengungen die *allgemeine Wärmewirkung* zu erwähnen. Sie erhöht sehr rasch die Gesamtblutmenge des Körpers durch Entleerung der Blutdepots, wie überhaupt die Wärmeregulation starke Ansprüche an den Kreislauf stellt. Da wir allgemeine Erwärmung als ein Mittel zur Steigerung der Tätigkeit des RES bereits kennengelernt haben, so werden wir diese starke Milzkontraktion durch allgemeine Erwärmung als wesentliche Unterstützung der beabsichtigten Wirkungen ansehen dürfen.

Hierzu kommt noch die Wirkung einer *lokalen Erwärmung der Milz*. Über die Auswirkung einer lokalen Erwärmung der Milz wissen wir bereits einiges durch das Studium der Diathermie der Milz. Nach einer Diathermie der Milz steigt die Gerinnungsfähigkeit des Blutes (wie nach Reizbestrahlung, s. unten) und die Zahl der einkernigen weißen Blutzellen, Monocyten. Diese bei der Diathermie der Milz auftretende „Monocytose" ist wohl ein ganz einwandfreier Beweis dafür, daß es hier zu einer lebhaften Aktivierung des RES kommt (vgl. Nonnenbruch und Szyska, Vinaj[1]). Wir wissen ja heute, daß bei einer solchen Aktivierung mehr oder weniger große Mengen von RES-Zellen ins Blut übertreten und hier einen wesentlichen Teil der Monocyten des Blutes darstellen.

Wir werden also durch regelmäßig wiederholte derartige Durchwärmung der Milz ebenfalls eine verstärkte Produktion von Milzstoffen anregen können. Auch die Kurzwellenbestrahlung, die

---

[1] Nonnenbruch und Szyska, sowie Vinaj: s. bei Korwarschik J. Die Diathermie. 6. Aufl. Wien und Berlin: Julius Springer 1928.

neueste Möglichkeit, lokale Wärmewirkungen auszuführen, wird hier vielleicht noch eine Rolle spielen. Es wäre durchaus möglich, durch vierteljährliche viermalige Milzdiathermie oder Kurzwellenbestrahlung der Milz hier günstige Wirkungen zu erzielen. Dieses und die elektrische Faradisation der Milz in vierteljährlichen Abständen würde nebst systematischen *heißen Bädern* wahrscheinlich schon genügen, um dem Körper einen erhöhten Schutz zu verleihen, wogegen eingreifendere Methoden (wie z. B. Milchinjektionen und ähnliches, eine Reizröntgenbestrahlung der Milz usw.) wahrscheinlich zunächst entbehrlich sind. Wir erzeugen also hier in regelmäßigen Abständen eine starke Blutüberfüllung der Milz und wiederholte Auspressung derselben.

Eine starke Auspressung der Milz, die schon in der Ruhe sehr stark durchblutet wird, erfolgt auch durch Blutverluste und Aderlaß. Selbst kleine Aderlässe bewirken eine Zusammenziehung der Milz, die bei maximaler Kontraktion bis 6 % der Gesamtblutmenge in die Zirkulation auswerfen kann.

Weiterhin kann diese Kontraktion der Milz hervorgerufen werden durch *Faradisation* und endlich durch Einatmung von *Kohlensäure*. Auch das ist für uns eine weitere wichtige Wirkung der Kohlensäureatmung. Endlich führen zu Milzkontraktionen eine Reihe von *Arzneimitteln*. Ich erwähne als solche besonders das Adrenalin, das Coffein, dann jegliche Vagusreizung wie z. B. durch Pilocarpin, Ephedrin, Einspritzung von Cholin und Acetylcholin und Einatmung von Amylnitrit. Bei der Cholinwirkung ist beachtenswert, daß Cholin schon seit zwei Jahrzehnten in der Krebstherapie eine Rolle spielt (Werner-Heidelberg) und wir hierin vielleicht die Erklärung für die Wirkung haben.

Hier darf auch die *Reizbestrahlung der Milz durch* ganz geringe *Röntgen*dosen als Hilfsmittel erwähnt werden. Es ist schon seit längerer Zeit bekannt, daß die Gerinnungsfähigkeit des Blutes durch eine solche Reizbestrahlung der Milz erhöht wird, und die gleiche Wirkung ist bei der Diathermie der Milz beobachtet worden.

Es ist mir nichts darüber bekannt, daß bisher schon in größerem Maßstabe alle die genannten Möglichkeiten für die Behandlung bösartiger Geschwülste ausgenützt worden wären. Gewöhnlich hat der eine Autor diesen Weg, der andere einen anderen eingeschlagen, ohne damit wesentlich weiter zu kommen. Systematische Behandlungen von Krebsfällen nach diesen Grundsätzen, selbstverständlich mit Operationen, wo sie möglich sind, und Bestrahlungen, müßten an einer größeren Zahl von Kranken mit genauester klinischer Beobachtung durchgeführt werden. Auch hier darf man sich zu großen Hoffnungen bei schon ausgebildeten oder gar inoperablen und metastasierten Geschwülsten nicht hingeben. Trotzdem muß der Weg beschritten werden, da er anscheinend die Möglichkeit in sich schließt, die Resultate der Operationen und der Bestrahlungen wesentlich zu verbessern.

Wenn als Maßregeln zur Nachbehandlung von operierten oder röntgenbestrahlten Krebskranken, zur Anregung des Gesamtorganismus, insbesondere des hämatopoetischen Apparates, leichte *Ultraviolettbestrahlung, Höhenluftkuren und Freiliegekuren* empfohlen worden sind, so können derartige Maßregeln selbstverständlich auch als Regelung der Lebensweise krebsgefährdeter Menschen Beachtung finden. Auch die Zufuhr eines besonders wirksamen Milzpräparates in der Nahrung zur Anregung des RES und der Milztätigkeit kann wohl zur Verhütung der Krebskrankheit empfohlen werden. Freiluftkuren, heiße Bäder, natürliche Höhensonne und Gymnastik sind vor allem auch Dinge, die man ohne große Schwierigkeiten und ohne große Kosten jedem Menschen zur regelmäßigen Gesundheitsförderung zuteil werden lassen kann.

Siebentes Kapitel.

Die Bedeutung der Ernährung für Krebsentstehung und Krebsverhütung.

Die Art der Ernährung des Menschen ist von Einfluß auf *alle* jene Vorgänge, die wir bisher als wichtig für die Entstehung und Verhütung der Krebskrankheit besprochen haben. Ganz besonders der Stoffwechsel der Zellen, Gewebe und des Gesamtkörpers stellt letzten Endes nichts anderes dar, als die chemische Verarbeitung der zugeführten Nahrungsstoffe. Die Atmungsvorgänge und die Gärungsvorgänge im Körper dienen ja nur dazu, diese Nahrungsstoffe für den Körper dienstbar zu machen, die für die Lebensvorgänge nötige Kraft daraus zu gewinnen. Darum kommt der Art der Ernährung ein grundlegender Einfluß auf alle diese Vorgänge zu.

Es kann überhaupt heute kein Zweifel mehr darüber bestehen, daß der Einfluß der Ernährung auf Gesundheit und Krankheit des Menschen sehr viel größer ist, als man bisher wissenschaftlich einwandfrei nachweisen kann. Dieser wissenschaftliche Nachweis ist deshalb so ungeheuer schwierig, weil der einzelne Mensch ja infolge der verschiedenen Erbanlagen jedesmal eine Individualität darstellt und auf verschiedene Einflüsse ganz verschieden reagiert. Was dem einen (auch in der Ernährung) sehr bekömmlich und nützlich ist, kann für den anderen schädlich, ja giftig sein. So ist die Feststellung des Einflusses der Ernährungsfaktoren eine der schwierigsten Aufgaben der Forschung. Zudem hängt die Bedeutung jedes einzelnen Teiles der Ernährung immer von allen anderen Bestandteilen der Nahrung auch ab. Zahllose Versuche, die Bedeutung der einzelnen Ernährungsbestandteile auf den Stoffwechsel zu ergründen, stoßen also auf ungewöhnliche Schwierigkeiten. Das, was bis heute als sicher festgestellt gelten kann, stellt die Errungenschaft einer geradezu ungeheuren wissenschaftlichen experimentellen und kritischen Arbeit dar.

Der Vergleich mit rein fleischfressenden Tieren und reinen Pflanzenfressern beweist für den Biologen eindeutig aus dem Bau der Verdauungsorgane, daß der Mensch auf gemischte Nahrung angewiesen ist. Jede einseitige Ernährung wird daher gewisse Störungen zur Folge haben, und wir könnten uns sehr wohl denken, daß eine *einseitige Ernährung* auch für die Entstehung und das Fortschreiten der Krebskrankheit bedeutungsvoll wäre. Hierüber besitzen wir schon zahlreiche Unterlagen aus Tierversuchen[1], die aber gezeigt haben, daß eine einseitige Eiweißernährung oder einseitige Fetternährung wohl das Wachstum mancher Geschwulstarten hemmen, daß aber eine Gesetzmäßigkeit für *alle* bösartigen Geschwülste daraus *nicht* abgeleitet werden kann. Auch die Annahme, daß tierische Fette besonders schädlich seien, hat sich keineswegs für alle bösartigen Geschwülste bestätigt. Das einzige, was man wohl ziemlich sicher sagen kann, ist die Schädlichkeit einer starken Kohlehydraternährung, also die *Schädlichkeit reichlicher Zuckerzufuhr*. Nach dem früher Gesagten werden wir verstehen, daß eine solche Art der Ernährung Geschwulstentstehung und Geschwulstwachstum sehr begünstigt. Tatsächlich hat sich

---

[1] Vgl. z. B. Coulon und Ugo: Verh. Schweiz. naturf. Ges. **419**. 1933 und andere.

auch herausgestellt, daß die Oxydationen (die Atmungsvorgänge) bei reiner Kohlehydratnahrung ganz besonders darniederliegen. Das stimmt also mit unserer Feststellung des ungünstigen Einflusses reichlicher Zuckerzufuhr überein: die bösartige Geschwulst wird in ihrem Wachstum gefördert. Andererseits werden die Atmungsvorgänge erheblich gesteigert durch reichliche Eiweißernährung.

Neben der Einseitigkeit der Ernährung spielt die *Quantität der zugeführten Nahrungsmittel* eine Rolle. Es wird immer wieder festgestellt, daß Überernährung das Wachstum der Krebszellen fördert, Unterernährung dagegen hemmt. Auch für den Menschen dürfte dieses Gesetz gelten, daß *Überernährung* für Krebskranke *schädlich* ist. Besonders in der heutigen Zeit, wo so viele Menschen nicht mehr körperlich tätig sind, sondern an Schreibtischen und in Büros arbeiten, ist die Gefahr einer Überernährung, eines zu reichlichen Fett- und Wasseransatzes besonders groß. Das wird man also zu vermeiden haben und insbesondere durch reichliche Sporttätigkeit auszugleichen suchen.

Besonders durch *Eiweißfäulnis* entstehen Spaltprodukte, für die, wie für das Indol z. B. an meinem Institut, die krebserzeugende Fähigkeit nachgewiesen ist. Wir werden also solche Fäulnisvorgänge im Organismus möglichst zu verhindern suchen. Wir werden jede Trägheit der Darmtätigkeit, jede Verstopfung, die gewöhnlich mit derartigen Fäulnisvorgängen und Aufsaugung solcher Fäulnisstoffe verbunden ist, bekämpfen und ferner diese Fäulnisstoffe im Darm abfangen. Die Bekämpfung der Fäulnisvorgänge ist möglich durch eine laktovegetabilische Kost, und das Abfangen der Fäulnisstoffe gelingt leicht durch Zufuhr der völlig unschädlichen tierischen Kohle mit der Nahrung. Die Gefahr dauernder und hartnäckiger Stuhlträgheit ist aber gerade bei der aus wichtigen Gründen hier besonders zu empfehlenden Kostordnung mit Bevorzugung der Fleischnahrung groß. Tritt sie auf, so werden wir auf baldige und energische Abhilfe dringen müssen und auch durch Zufuhr von Tierkohle mit der Nahrung (was ja keinerlei Schwierigkeiten macht) das Übertreten von Fäulnisprodukten in den Körper verhindern.

Zu den wichtigen und auf die Dauer unentbehrlichen Bestandteilen der Nahrung gehören die *Vitamine*, die keine Kraftquelle darstellen, aber für Leben und Gesundheit notwendig sind. Das hat zu zahlreichen Versuchen über den Einfluß der Zufuhr von

Vitaminen auf das Krebswachstum geführt, man hat sogar angenommen, daß aus einer Störung des richtigen Verhältnisses der einzelnen Vitamine zueinander die Krebsentstehung zu erklären wäre. Das, was wirklich heute als sicher gelten kann, ist ziemlich wenig. Eine *Vitamin-B*-freie Kost hemmt das Wachstum von jungen Ratten über viele Monate; dieses Wachstum wird sofort nachgeholt, wenn der Nahrung wieder Vitamin B zugesetzt wird. Es handelt sich also hier um ein richtiges Wachstumsvitamin, und dementsprechend kann man durch reichliche Zufuhr von Vitamin B das Wachstum bösartiger Geschwülste steigern. Es hat sich aber überhaupt herausgestellt, daß eine *vitaminüberreiche Ernährung* das Tumorwachstum begünstigt, und es ist deshalb für Krebskranke eine allgemein vitaminarme Kost zu empfehlen. Ganz besonders muß diese Kost arm an Vitamin B sein.

In gleicher Weise muß die Kost für den Krebskranken arm an *Cholesterin* sein, denn es wurde gezeigt, daß reichliche Cholesterinzufuhr in jeder Weise das Tumorwachstum befördert (RONDONI, TESAURO [1]). Dagegen hat eine andere chemische Substanz, das *Lecithin*, die entgegengesetzte Wirkung; es hemmt das Wachstum der Krebszellen. Dem entspricht auch der Einfluß dieser beiden Substanzen auf die Atmungsvorgänge. Cholesterinfütterung hemmt die Atmung in der lebenden Zelle, Lecithinfütterung steigert die Atmungsvorgänge. Cholesterinreiche Nahrungsmittel werden wir also bei der Ernährung von krebskranken oder krebsgefährdeten Menschen besonders stark einschränken müssen. Fleischesser nehmen überhaupt im allgemeinen doppelt so viel Cholesterin in der Nahrung auf, wie reine Pflanzenfresser.

Ferner muß streng vermieden werden eine zu reichliche *Wasseransammlung* im Gewebe. Reichliche Wasserzufuhr erzeugt eine Alkalose des Blutes (GIGON [2]), von der wir ja gesehen haben, wie sehr sie das Krebswachstum unterstützt, ist doch das Gewebe einer bösartigen Geschwulst das wasserreichste Gewebe des Körpers. Da nun die Wasseransammlung im Organismus wesentlich von der zugeführten *Kochsalzmenge* abhängt, so wird es uns nicht wundern, daß Kochsalzzufuhr in der Nahrung (die immer zu einer erhöhten Wasserretention in den Geweben führt) die Bösartigkeit

---

[1] TESAURO: Z. Krebsforsch. **35**. 269 (1932) und RONDONI: Z. f. Krebsforsch. **32**. 416 (1930).

[2] GIGON: Schweiz. med. Wschr. 1933. S. 899.

von Geschwülsten im Tierversuch steigert (COLLIER und COHN [1]). Allerdings wissen wir, daß der ganz gesunde Organismus auch durch reichliche Kochsalz- und Wasserzufuhr nicht zur Zurückhaltung dieser beiden Stoffe gezwungen werden kann. Ist aber einmal die Neigung zur Zurückhaltung vorhanden, so spielt die Menge der Zufuhr von Wasser und Kochsalz eine sehr große Rolle. Dabei wirkt im Kochsalz, Natriumchlorid, das Chlor besonders wasserbindend (was für unsere gleich zu erörternde Säurezufuhr von Bedeutung sein wird).

Daraus ergibt sich, daß der krebskranke und krebsgefährdete Mensch eine möglichst *kochsalzfreie Diät* mit möglichst wenig Cholesterin und geringer Wasserzufuhr einhalten muß. Sollte es zu einer Wasserretention gekommen sein, so muß das zurückgehaltene Wasser durch geeignete Maßnahmen aus dem Körper ausgeschwemmt werden. Eine vollkommen kochsalzfreie Diät wird besonders erleichtert durch die heute dargestellten Kochsalzersatzmittel, wie Corsal, Citrovin, Cortasal usw., die alle brauchbar sind, mit Ausnahme des Titrosalzes, da das bisher dargestellte Präparat sehr chlorreich ist.

Mit dem Einfluß der reichlichen Wasserzufuhr auf die Alkalose haben wir bereits ein besonders wichtiges Kapitel angeschnitten. Je alkalischer die Reaktion des Blutes ist, um so schneller wächst die bösartige Geschwulst. Die *Bekämpfung der Alkalose* gehört also zu den wichtigsten Maßnahmen, die wir treffen können. Von Bedeutung ist, daß Röntgenbestrahlungen in richtiger Dosierung zu einer allgemeinen Säuerung des Körpers führen, Ultraviolettbestrahlungen (künstliche Höhensonne) bei saurer Kost die Atmungsvorgänge im Organismus steigern. Läßt man dagegen die Strahlen zu stark wirken, so gilt für Sonnenlicht, Quarzlicht und Röntgenbestrahlung dasselbe, daß dadurch eine Alkalose entsteht, die also nur schädlich wirken kann.

Nichts aber wirkt wohl so stark auf die Säureverhältnisse, die Alkalose ein, als die Art der Ernährung. Einige Forscher haben gesagt, daß überhaupt „*kein Krebs ohne Nahrungsalkalose*" (DE RAADT) entsteht. Es mag dahingestellt sein, ob das schon erwiesen ist; jedenfalls ist sicher, daß alkalotische Nahrung das Krebswachstum fördert.

---

[1] COLLIER und COHN: Z. Krebsforsch. 38. 291 (1933).

Der einfachste Weg, um eine Alkalose des Gesamtkörpers zu beseitigen, ist die *Zufuhr von Säuren in der Nahrung*. Daß gleichzeitig Säurezufuhr, selbst die einmalige Zufuhr von Säure in der Nahrung, die Atmungsvorgänge in den Geweben steigert, wird uns dabei nur willkommen sein. Diese Säuerung des Gesamtorganismus durch die Nahrung wird am einfachsten erreicht durch Zufuhr von Salzsäure oder Phosphorsäurelimonade, sehr viel energischer noch durch Zufuhr von Salmiak. Es ist erwiesen, daß auch sehr langdauernde Zufuhr derartiger Säuren unschädlich ist.

Weiterhin kann die Alkalose bekämpft werden durch Zufuhr von *Kalk mit D-Vitamin* (Vigantol), (sehr wirksam auch im Lebertran). Zur Unterstützung der gleich zu erwähnenden säuernden Kost kann man auch Silikalzium oder Tricalcol der Nahrung zusetzen.

Die Zufuhr von *Kalksalzen* mit der Nahrung wird überhaupt häufig zur Säuerung des Körpers benutzt. Sie ist sehr wirksam, aber für unsere Zwecke ist das meist benutzte Calciumchlorid nicht besonders empfehlenswert, da daraus ja eben das wasserbindende Chlor frei wird. Die Kalksalze wirken deshalb säuernd, weil sie im Darm zerlegt werden und das alkalisierende Calciumion, der Kalk ausgeschieden wird, während die Säure zurückbleibt. Ebenso ist es mit den Ammoniumsalzen, da der Körper aus Ammoniak Harnstoff aufbaut, der von der Niere ausgeschieden wird, und so bleibt auch hier die Säure zurück. Es müssen aber natürlich kräftige Säuren sein, die übrig bleiben, und deshalb ist das beliebte Calcium-Sandoz nicht sehr geeignet, weil die darin enthaltene Glukuronsäure eine schwache Säure ist. Dagegen sind sehr wirksam zitronensaurer Kalk, phosphorsaurer (primärer oder sekundärer) Kalk und ferner die Ammoniumsalze der Schwefelsäure und Salpetersäure (Ammoniumsulfat und -nitrat), da sie sehr gut zu nehmen sind und starke Säuren dem Körper zuführen. Erwähnenswert ist ferner das Tricalcol. Gerade für die Verhütungsmaßnahmen gegen die Entstehung der Krebskrankheit kann die *Säurebehandlung* besonders *mit Schwitzkuren* verbunden werden.

Außer dieser direkten Zufuhr von Säuren und säureabspaltenden Salzen in der Nahrung ist nun die übrige Zusammensetzung der Nahrung von Wichtigkeit. Wir unterscheiden *saure Kost und alkalische Kost*, indem je nach der Art der Ernährung ein starker Alkaliüberschuß oder ein starker Säureüberschuß vorhanden ist.

Es sind viele Schemata solcher sauren Kostformen angegeben worden, z. B. von v. NOORDEN, KROETZ[1], BARDENHAUER, SCHMIDT LA BAUME usw.

Ein *starker Säureüberschuß* wird erzeugt im allgemeinen durch eine *Fleischsalatkost* (s. S. 70). Diese Art der Ernährung wirkt hemmend auf die Gärungsvorgänge, steigernd auf die Atmungsvorgänge.

Aber selbst die *allgemeinen Abwehrkräfte* können durch die Art der Ernährung gefördert werden, wie wir gesehen haben, nämlich durch Fütterung von Milz und Thymus, insbesondere wirksam dann, wenn die neuerdings hergestellten Organpräparate dieser Art der Nahrung beigesetzt werden.

Achtes Kapitel.

Schlußfolgerungen: Vorschriften zur Verhütung der Krebskrankheit.

In den vorhergehenden Kapiteln haben wir auseinandergesetzt, welche Dinge nach dem heutigen Stande der Wissenschaft für die Entstehung und Ausbreitung bösartiger Geschwülste von Bedeutung sind. Es gilt nunmehr die Schlußfolgerungen daraus zu ziehen, festzustellen, welche Maßregeln wir ergreifen können, um sowohl der Entstehung, wie dem Fortschreiten der Krebskrankheit entgegen zu wirken. Wir wollen daher jetzt zusammenfassend die Maßregeln besprechen, die für diesen Zweck empfohlen werden dürfen. Selbstverständlich können es nur Maßregeln sein, für deren *völlige Unschädlichkeit* wir eintreten können.

Von den erwachsenen Menschen der Kulturvölker sterben nach hinreichenden statistischen Unterlagen etwa 14—18% aller Erwachsenen an bösartigen Geschwülsten, d. h. an der Krebskrankheit. Wenn wir von vornherein mit Sicherheit angeben könnten, welche Menschen in dieser Beziehung gefährdet sind, so wäre unsere Aufgabe einfacher, denn es fragt sich, ob man systematisch Vorbeugung treiben soll bei *allen* Menschen, wo doch nur etwa $1/_6$ von der Gefahr bedroht ist. Es bleibt zunächst aber nichts anderes übrig, als solche Abwehrmaßregeln auf alle auszudehnen.

---

[1] KROETZ: Münch. med. Wschr. 1929, S. 1942.

Von Wichtigkeit ist dabei zunächst das Alter, in dem die Krebsgefährdung auftritt. Man nimmt im allgemeinen an, daß die Frau vom 40., der Mann vom 50.Lebensjahr an im krebsgefährdeten Alter stehen. Es gibt zwar nicht so ganz wenige Fälle, die auch schon in früheren Jahren an der Krankheit zugrunde gehen, aber für die Hauptmasse kann wohl dieses Alter als Beginn der Gefahr betrachtet werden, während im ganz hohen Alter die Gefahr wieder geringer wird.

Die Maßnahmen, die zur Verhütung der Krebskrankheit heute vorgeschlagen werden müssen, sind nun insofern auch für die nicht krebsgefährdeten Menschen kein Nachteil, als sie überhaupt zur Stärkung der Gesundheit und der Abwehrfähigkeit des Körpers nicht nur gegen die Krebskrankheit, sondern auch gegen die Infektionskrankheiten führen. Diejenigen Menschen, die öfter ansteckende Krankheiten durchmachen, erkranken seltener an Krebs; sie haben eben die Abwehrkräfte ihres Körpers trainiert. Die medizinische Forschung hat Methoden gefunden, die dasselbe Ziel auf sehr viel ungefährlicherem Wege zu erreichen gestatten. Bei der Krebskrankheit werden wir somit nicht empfehlen, daß alle Erwachsenen von Zeit zu Zeit eine ansteckende Krankheit durchmachen. Auch hier können wir das angestrebte Ziel auf einfachere und völlig ungefährliche Weise erreichen.

Ein weiterer Punkt bedarf unserer Beachtung. Wir sahen bereits, daß sowohl für die lokale Entwicklung eines Krebsgeschwürs, wie für die wichtige typische allgemeine Krebsbereitschaft die *Vererbung* eine sehr große Rolle spielt, und man kann die Gefahr des Auftretens bestimmter bösartiger Geschwülste abschätzen, wenn man den Stammbaum einer Familie genauer kennt und die Krankheiten, an denen die Vorfahren zugrunde gegangen sind. Leider lassen ja bis heute die Stammbäume der Familien ungefähr alles zu wünschen übrig, insbesondere sind nur die wenigsten Menschen über die Art der Krankheiten ihrer Vorfahren über mehr als zwei Generationen hin unterrichtet. Wenn aber eine erhebliche erbliche Belastung vorliegt, so werden wir nicht nur die im folgenden vorgeschlagenen Verhütungsmaßnahmen entsprechend verstärken und energischer durchführen, sondern wir werden auch in einem früheren Alter mit diesen Maßnahmen beginnen. Mir selbst sind Familien bekannt, in denen die Großmutter mit 60 Jahren, die Tochter mit 40 Jahren, die Enkelin schon mit 30 Jahren an bösartigem Brustkrebs erkrankten. Ist einmal eine derartige Belastung in einem Stammbaum bekannt, so wird man durch wirksame Erbpflege, Eugenik und richtige Gattenwahl (s. S. 24) die Rasse von dem Übel zu befreien suchen, man wird aber auch bei den stark belasteten Menschen die im folgenden zu empfehlenden Verhütungsmaßnahmen besonders energisch durchführen. Kommt dann wirklich einmal trotz allem eine Krebserkrankung zum Durchbruch, so werden wir damit rechnen können, daß sie jedenfalls leichter verläuft und die Ausrottung der bösartigen Geschwulst durch Operation und Bestrahlung durch die vorangegangenen Maßnahmen sehr wesentlich erleichtert wird.

Wenn sich die wissenschaftlich erhärteten Tatsachen zu bestimmten Vorschriften, insbesondere Vorschriften der Lebensführung und Lebenshaltung verdichten, so können doch diese Vorschriften zur Lebenshaltung nur unter ganz gewissen Voraussetzungen empfohlen werden. Wir sahen ja bereits, daß kein Mensch dem anderen gleicht, daß in Erbanlagen und Einflüssen der Umwelt, der Umgebung usw. die Menschen größte Verschiedenheiten aufweisen, und daher kann man auch nicht Vorschriften aufstellen, die schematisch für jeden Menschen gleich sind. Hier heißt es in jedem Falle unter Berücksichtigung aller Tatsachen, die wir kennen, ernstlich überlegen, wie vorgegangen werden muß. Daher darf man die im folgenden gegebenen Ratschläge nicht durchführen ohne *ständige ärztliche Kontrolle*. Um ein Beispiel zu nennen, läuft einer dieser Vorschläge darauf hinaus, die Milztätigkeit zu steigern, die Entwicklung der Milzzellen zu fördern, die Milz zu einer gewissen Vergrößerung zu bringen und dem Altersschwunde der Milz entgegenzuarbeiten. Aber je nach der gesamten Körperbeschaffenheit (Konstitution des einzelnen Menschen) kann ein solches Vorgehen auch im Einzelfalle falsch sein, es kann jemand schon von vornherein eine zu große Milz besitzen, oder sein Körper kann zu heftig und zu gründlich auf die vorgeschlagenen Maßnahmen reagieren. Die Milz könnte ein zu starkes Wachstum einschlagen und damit bestimmte Schädigungen, die uns Ärzten bekannt sind, auf den Körper ausüben. Solche Dinge müssen für jede einzelne Maßnahme, die hier vorgeschlagen wird, genau überlegt werden. Nur der erfahrene Arzt kann ihre Bedeutung im Einzelfalle ermessen und auch nur dann, wenn er z. B. das Blutbild, die Blutkörperchensenkungsgeschwindigkeit, den Blutdruck,

den Blutzucker, das Körpergewicht usw. kontrolliert, so daß er
stets in der Lage ist, über die im Einzelfalle verschiedene Auswirkung der vorgeschlagenen Maßnahmen ein Urteil zu haben. Eine
solche Kontrolle ist bei gesunden Menschen, bei denen wir ja nur
die Verhütung des Ausbruchs der Krankheit uns zur Aufgabe gestellt haben, ohne große Schwierigkeiten durchzuführen. Ein solcher Mensch braucht deshalb bei Befolgung unserer Vorschläge
nicht jede Woche zum Arzt zu laufen. Wenn die Wirksamkeit der
eingeschlagenen Lebensweise und der durchgeführten Methoden ab
und zu in größeren Zwischenräumen ärztlich kontrolliert wird, so
wird das vollkommen genügen.

Anders natürlich bei Kranken oder Menschen, die an einer
Krebsgeschwulst mit Erfolg operiert wurden und wo nunmehr ein
Rückfall der Krankheit verhütet werden muß. Hier müssen nicht
nur unsere Vorschläge gründlichere und stärkere Einwirkungen
auf den Körper zum Ziele haben, sondern hier muß auch häufiger
durch ärztliche Kontrolle festgestellt werden, ob der eingeschlagene
Weg richtig ist.

Das ist die Voraussetzung für die wirklich wirksame Durchführung der im folgenden gegebenen *Vorschläge*:

A. Verhütung von Lokalveränderungen.

Die Verhütung der Entstehung der Krebskrankheit setzt
voraus, daß *eine Reihe lokaler, sowohl erblicher wie erworbener Veränderungen* sorgfältig beachtet und sorgfältig ärztlich behandelt
wird. Wegen dieser Dinge und wegen des notwendigen *Berufs-
schutzes* verweise ich auf die in den Kapiteln V und VI gemachten
Ausführungen. Diese Vorsichtsmaßregeln betreffen aber nur
einzelne Menschen und wenige Berufsgruppen, denen schon heute
eine große Aufmerksamkeit geschenkt wird.

Für alle anderen, bei denen wir über die Entstehung der Krebskeimanlage entweder gar nichts wissen, oder sie in einer lokal nicht
ohne weiteres nachweisbaren Gewebsmißbildung erblicken müssen,
oder bei denen diejenigen äußeren Schädigungen, die zur Entwicklung der Krebskeimanlage führen, im einzelnen noch völlig unbekannt sind, bei all diesen werden wir also nach den gegebenen Darlegungen *die Einwirkung auf den Gesamtorganismus*, auf die allgemeine Krebsbereitschaft in den Vordergrund stellen, werden wir

also bewußt *Konstitutionstherapie treiben* müssen. Welche Veränderungen dieser Konstitution wir dabei anstreben, ist in den früheren Kapiteln im einzelnen dargelegt. Es gilt vor allen Dingen die Atmungsvorgänge im ganzen Körper zu steigern, die Gärungsvorgänge zurückzudrängen und die unspezifische Abwehrfähigkeit des Körpers sowohl lokal wie allgemein zu fördern.

Wir haben ja in den vorhergehenden Blättern die wissenschaftlich einwandfreien Unterlagen dafür beigebracht, daß zwei Ursachengruppen die Bildung der bösartigen Geschwulst bestimmen: daher *ist auch für unser Handeln die Erkenntnis von ganz grundsätzlicher Bedeutung, daß für die Krebsentstehung die lokale Geschwulstkeimanlage ebenso wichtig ist, wie die Gesamtdisposition,* die Krebsbereitschaft des ganzen Körpers. Wollen wir also gegen die Krankheit vorgehen, so wird sich dieses Vorgehen in gleicher Weise gegen *beide* Ursachengruppen richten müssen.

B. Bekämpfung der Krebsbereitschaft des Gesamtkörpers: Konstitutionstherapie.

Die allgemeine Krebsbereitschaft des Gesamtkörpers ändern, bekämpfen, heißt aber nichts anderes, als Konstitutionstherapie treiben. Um die Berechtigung dieser Konstitutionstherapie auf streng wissenschaftlichem Boden zu begründen und zu beweisen, dazu vor allem ist diese kleine Schrift geschrieben. Wir haben aber gesehen, daß das allgemeine Schlagwort der Konstitutionstherapie hier gar nichts leistet und gar nichts beweist: Es muß, wenn ein Erfolg erwartet werden soll, *eine ganz besondere Konstitutionstherapie* getrieben werden, die sich auf den Erkenntnissen der Stoffwechselabweichungen des krebskranken Körpers und auf den ebenso sicheren Erkenntnissen der Abwehrwege des krebskranken Körpers gegen die Geschwulst aufbaut.

Hiervon ausgehend werden folgende Vorschläge gemacht, die sich je nach der, wenn ich so sagen darf, Krebsbedrohtheit des einzelnen Menschen richten müssen und daher in der Hochgradigkeit des beabsichtigten Einflusses in verschiedener Weise abgestimmt sein müssen.

An verschiedenen Stellen haben wir bereits dargelegt, daß die genaueste individuelle Dosierung, diese feinste Abstimmung unserer Konstitutionstherapie gerade das Wesen der Behandlung darstellt.

Und gerade in dieser feinsten, auch zeitlichen Abstimmung unserer Maßregeln gegen die allgemeine Krebsbereitschaft liegt auch die ganze Schwierigkeit dieser Behandlungsart, das Geheimnis ihres Erfolges verborgen. Wer daher glaubt, die folgenden Vorschläge einfach schematisch anwenden zu können, wird Enttäuschungen erleben. Hier tritt die ärztliche Kunst in ihr Recht, die mit dem Blick des erfahrenen Arztes die einzelnen Maßnahmen auf den einzelnen Krankheitsfall in individuell abgestimmter Dosierung und in ganz verschiedener Weise anzuwenden versteht.

Trotzdem sei nochmals betont, daß alle die hier vorgeschlagenen Maßnahmen die Gewähr vollkommener Unschädlichkeit in sich tragen und daß diese völlige Harmlosigkeit und Unschuldigkeit auch für die stärker wirksamen Maßnahmen sichergestellt ist, falls sie unter ärztlicher Kontrolle durchgeführt werden.

1. Verhütungsvorschriften für alle älteren Menschen.

Allgemeine Lebensweise. Körperliche Bewegung. Gymnastik.
Hier ist zunächst die allgemeine Lebensweise ins Auge zu fassen. Wir sahen bereits, daß jede Steigerung der Organtätigkeit die Atmungsvorgänge im Körper erhöht und daß die Gewebe stärkeres Atmen geradezu erlernen können. Daraus ergibt sich, daß wir alles unterstützen müssen, was eine lebhafte Tätigkeit der einzelnen Organe steigert. Von Wichtigkeit ist hier vor allem *körperliche Bewegung*. Regelmäßiger Sport und Gymnastik sind für die Jugend sehr schön und machen ihr Freude, sind aber in der Jugend nicht unbedingt erforderlich für die Gesundheit, — für ältere Menschen sind sie zur Erhaltung der Gesundheit absolut notwendig, besonders dann, wenn der Beruf wenig Gelegenheit zu körperlicher Bewegung gibt. Das Tempo des heutigen Lebens, das für viele nur mit Hilfe von Automobil und Flugzeug gemeistert werden kann, verführt nicht wenige Menschen dazu, ihre Muskulatur nur selten zu gebrauchen. Es wäre natürlich sinnlos, einem Transportarbeiter, Landbriefträger oder Erdarbeiter Sport und Gymnastik als notwendig für seine Gesundheit in diesem Sinne zu empfehlen. Um so notwendiger ist diese Empfehlung für alle jene Menschen, die eine sitzende Lebensweise haben, auch für die Frau, die sich oft zu wenig bewegt, und wir stellen daher an die Spitze unserer Maßregeln: regelmäßig *täglich mindestens 15 Minuten Gymnastik*.

Es braucht wohl nicht betont zu werden, daß auch jede andere Art von Sport, deren Ausübung mit kräftiger Muskeltätigkeit verbunden ist, die gleichen Dienste leistet, wie insbesondere Schwimmen, Rudern, Reiten usw. Wertvoll für unsere Zwecke wird die Ausübung des Sportes aber nur, wenn sie regelmäßig und in nicht zu großen Zeitabständen betrieben wird.

Die Bedeutung dieser Gymnastik für die Atmungsvorgänge und für die Auspressung der Blutspeicher, insbesondere der Milz, ist oben dargelegt; diese können wir zur Krebsverhütung nicht entbehren.

Ernährung. An zweiter Stelle steht die *Ernährung*. Es ist von der Natur so eingerichtet, daß im allgemeinen die Richtigkeit der Ernährung durch unseren Geschmack kontrolliert und gewährleistet wird. Das Wachstumsalter braucht viele Kohlehydrate, und die Vorliebe des Kindes für Süßigkeiten ist eine durchaus im Stoffwechsel des Kindes begründete und notwendige.

Für Erwachsene und alternde Menschen sind die Ernährungsbedürfnisse andere. Auch kann man sich sehr wohl vorstellen, daß die nötige Geschmackskorrektur bei den einzelnen Menschen nicht immer in gleichem Maße ausgebildet ist und versagen, sogar in das Gegenteil umschlagen kann. Die Natur zeigt überall in ihren äußerst zweckmäßigen Reaktionsweisen Versager, und gerade hier muß die ärztliche Kunst eingreifen.

Auf Grund unserer früheren Darlegungen werden wir also für die Ernährung folgendes im Auge behalten müssen:

a) Notwendig ist die *Vermeidung jeder Überernährung*. Zu reichlicher Fettansatz, ganz gewöhnlich verbunden mit Wasseranreicherung im Körper, ist schädlich und befördert das Krebswachstum.

b) *Die Ernährung muß zuckerarm sein.* Reichliche Zufuhr von Kohlehydraten steigert das Krebswachstum. Jede Art von Zuckeraufnahme ist daher auf ein möglichst geringes Maß einzuschränken.

c) *Einschränkung der Wasserzufuhr und ganz besonders der Kochsalzzufuhr.* Wir sahen, daß diese das Krebswachstum ebenfalls stark begünstigen. Ist es zu einem erhöhten Ansatz von Fett und erhöhtem Wasserreichtum (Gewichtszunahme!) gekommen, so werden wir den allgemeinen Gesundheitszustand durch eine Entfettungs- und Entwässerungskur nur heben können und dann ganz besonders auch die Krebsbereitschaft herabsetzen. Vollkommene Kochsalzentziehung, Rohkost und ähnliche Verfahren, eiweißreiche Kost mit rohen Äpfeln und Kochsalzarmut sind geeignet, in kurzer Zeit das Wasser aus dem Körper auszuschwemmen und den Fettansatz zu verringern.

d) Die Kost muß *arm an Vitamin B* sein. Wir sahen, daß dieses wasserlösliche Vitamin B das Krebswachstum stark begünstigt. Es ist am reichsten in der Bierhefe vorhanden, ferner in der Kleie und den Keimlingen der Körnerfrüchte, in Gemüsen, besonders Tomaten, in der Milch, in Hühnereiern, in den tierischen Organen außer dem Muskelfleisch.

Dagegen darf die Kost Vitamin A und Vitamin C enthalten. Vitamin A findet sich reichlich im Lebertran, in Salat und Spinat, Vitamin C in Apfelsinen- und Zitronensaft. Lebertran und Zitronensaft sind aber auch sonst für unsere Zwecke sehr günstig.

e) *Die Kost muß cholesterinarm sein.* Reichliche Cholesterinzufuhr fördert Entstehung und Wachstum der bösartigen Geschwülste, wie aus zahlreichen Versuchen hervorgeht. Cholesterinreiche Lebensmittel sind vor allem Schweinefett, Wurst, Speck, Eier. Fleischesser nehmen überhaupt mehr Cholesterin auf als Vegetarier. Da wir aber auf das Fleisch wegen der Notwendigkeit der sauren Ernährung nicht verzichten können, so wird man vor allem das cholesterinreiche Schweinefett und Wurst ausschalten, im übrigen aber bei Fleischdiät durch *Lecithinzufuhr* der Cholesterinwirkung entgegenzuwirken suchen.

f) Die große *Bedeutung der Nahrungsalkalose* für die allgemeine Krebsbereitschaft des Körpers ist oben dargelegt worden. Es muß daher im allgemeinen beim krebskranken und krebsgefährdeten Menschen eine *Nahrung mit Säureüberschuß* gegeben werden. Hier können die Nahrungstabellen und -vorschriften für saure Ernährung (RAGNAR-BERG, SCHALL und HEISLER, KRÖTZ, SCHMIDT-LA BAUME) zugrunde gelegt werden. Als *saure Kost* kann man ganz allgemein nach v. NOORDEN eine Fleisch-Salat-Kost bezeichnen. Diese Kost besteht kurz aus folgendem: Fleisch jeder Art ohne Sauce, Fisch jeder Art (auch ohne Sauce), Butter, Käse, Palmin, Quark, Brot (außer Pumpernickel), Mehl und Mehlspeisen jeder Art, Teigwaren, Nudeln, Makkaroni, Spätzli, Haferflocken jeder Art (aber ohne Milch), Hafer- und Maismehl, Linsen, Nüsse, Rosenkohl, Preißelbeeren ohne Zucker, Johannisbeeren, Zitronensaft,

Kakao, Tee, Kaffee, Bienenhonig, Kandiszucker, Bier, herbe Rotweine.

Möglichst viele der erlaubten Nahrungsmittel sollen roh, bzw. nicht stark gekocht oder durchgebraten gegeben werden.

Verboten ist jede alkalische Kost, insbesondere Suppen jeder Art, alle Gemüse außer Rosenkohl, alles Obst außer Preißelbeeren, auch eingemachtes Obst, Kartoffeln, süße Milch, Zucker, Wurst und Konserven.

g) Die Wirkung dieser sauren Ernährung können wir nun noch wesentlich unterstützen durch *Zufuhr von Säuren* oder säuernden Mitteln. Zunächst kann man Salzsäure in größeren Mengen in Lösung geben (z.B. Acidum hydrochloricum *non* dilut. 30,0, Pepsin. sicc. 30,0, Aqua ad. 300,0, dreimal täglich ein Eßlöffel in einem Glas Wasser mit Glasrohr während oder nach der Mahlzeit zu nehmen). Da die Einnahme dieser Salzsäure trotz Benutzung eines Glasrohrs auf die Dauer leicht zu Zahnschädigungen führt, so sind neuere Präparate bestrebt, diesen Fehler zu vermeiden. Ich nenne das *Acidol-Pepsin* oder das *Paraktol*, eine Verbindung von Salzsäure mit Aminosäuren, aus der erst im Magen die Salzsäure frei wird. Ferner ist das *Gelamon* zu empfehlen für Menschen, die schon überdies zuviel Salzsäure im Magen (Hyperacidität, Magengeschwür) haben, weil aus dem Gelamon die Salzsäure erst im Darm frei wird, den Magen also nicht belästigt.

Weiterhin wird an Stelle der Salzsäure vielfach Phosphorsäure gegeben in Form der bekannten Phosphorsäure-Limonade oder als Phosphorsäure-Rotwein (vier Teelöffel Zucker mit 5 ccm 25 proz. Acidum phosphor. officin., dazu sechs Eßlöffel Rotwein und nach Belieben etwas Wasser).

Aber auch noch andere Präparate unterstützen wesentlich die Wirkung einer sauren Ernährung, insbesondere *Kalkpräparate*. Ich erwähne vor allem das Silicalcium (drei Teelöffel voll auf ein Glas Wasser mit Zucker, nach jeder Mahlzeit ein Glas zu trinken). Die Wirkung kann verstärkt werden, wenn man dazu Phosphorsäurepräparate, Zitronensaft und Lebertran nimmt.

Eine starke Säuerung erzeugt auch die Zufuhr von Salmiak z. B. Ammon. chlorat. dreimal täglich 3 g, oder als verstärkte Mixtura solvens. Dieses darf nur nicht zu lange genommen werden, sondern nur in größeren Pausen, da es sonst leicht zu Erbrechen führt. Wir nennen es auch erst in zweiter Linie wegen des Chlorgehaltes.

Frage des Einzelfalles ist es, welche dieser Säuremittel in Verbindung mit der entsprechenden Kostform angewandt werden, und ferner ob ständig eine solche säuernde Ernährung durchgeführt werden muß, oder ob man sich mit den strengeren Vorschriften dieser Diät etwa acht Tage im Monat begnügen kann. Hierüber kann nur die Erfahrung entscheiden. Auf jeden Fall wird für den Körper eine periodische, ausgesprochen säuernde Kost sehr zuträglich sein. Es ist sogar die wichtige Frage nicht gelöst, ob nicht eine Abwechslung zwischen saurer und alkalischer Kost in vielen Fällen gerade als Anregung der gesamten Organtätigkeit günstige Wirkungen entfalten kann; auch darüber liegen, soweit mir bekannt, systematische Untersuchungen noch nicht vor.

Bei der Auswahl der Säurepräparate werden wir — wenn möglich — die chlorhaltigen vermeiden, da ja, wie bereits oben erwähnt, gerade das Chlor eine starke wasserbindende Wirkung entfaltet.

Steigerung der Abwehrkräfte. Wir haben eingehend auseinandergesetzt, welch große Bedeutung für die Verhütung der Krebskrankheit die Stoffe besitzen, welche das RES und besonders die Milz im Körper bilden. Wir können diese Stoffe dem Körper zuführen, wir können aber auch oder am besten gleichzeitig die Milz selber zu stärkerer Tätigkeit anregen und das Organ, das in seiner Größe sehr schwankt, zu stärkerer Entwicklung bringen. Folgende Wege werden wir zweckmäßig einschlagen:

a) Wir werden zur Verhütung der Krebskrankheit zunächst diese Milzstoffe in größerer Menge dem Körper zuführen, was ohne weiteres durch *Beigabe von Milzpräparaten zur Nahrung* geschehen kann und völlig ungefährlich ist. Es empfiehlt sich also die regelmäßige Beigabe von 3—5 Tabletten eines guten Milzpräparates zur Nahrung zu den drei Hauptmahlzeiten des Tages. Die nächste Zeit wird wahrscheinlich neue, sehr wirksame Milzpräparate dieser Art bringen.

b) Eine Anregung der Milztätigkeit und eine Vergrößerung des Organs wird, wie oben auseinandergesetzt, durch die meisten Infektionskrankheiten hervorgerufen. Die gleiche Wirkung können wir aber durch verschiedene Arten von sog. Reizbehandlung, durch Einspritzung von Eiweißstoffen, z. B. Milcheiweiß, Aolan, Caseosan, ja durch Einspritzung frischer Milch in die Muskulatur erreichen. Sehr zweckmäßig wird man aber dasselbe erreichen durch

Einspritzung von Milzextrakten. Also werden wir je nach der Krebsgefährdung des einzelnen Menschen empfehlen, vierteljährlich oder
halbjährlich dreimal in Abständen von drei Tagen je 10 ccm eines
solchen wirksamen Milzextraktes in die Muskulatur einzuspritzen.
Das Verfahren ist ebenfalls völlig unschädlich und entwickelt doch
eine große Wirksamkeit.

c) In ähnlicher Weise wird auf die Milztätigkeit eingewirkt
durch ein *heißes Schwitzbad*, besonders wenn gleichzeitig in diesen
Tagen eine saure Ernährung durchgeführt wird. Es kann daher
nur empfohlen werden, im Monat einmal ein solches heißes Schwitzbad zu nehmen. Will man direktere und stärkere Einwirkungen
erzielen, so wird man eine *lokale Erwärmung der Milz*, insbesondere
durch Diathermie vornehmen. Auch eine Röntgenreizbestrahlung
der Milz mit geringen Dosen führt zum gleichen Ziele.

d) Verschiedene Allgemeinwirkungen auf den Gesamtkörper
führen zu einer Tätigkeitssteigerung des gesamten RES, auch der
Milz. Als solche sind zu nennen, in der Reihenfolge des Grades der
Wirkung angeführt: *Freilichtbäder, Höhenluftkuren, Bestrahlungen
des Gesamtkörpers mit künstlicher Höhensonne* oder mit *Röntgenstrahlen.* Für die beiden letzteren ist zu betonen, daß nur Bestrahlungen mit ganz geringen Dosen erfolgreich sind, andernfalls sind
sie gefährlich.

Wir empfehlen also insbesondere regelmäßige Sonnen- und
Luftbäder, und nur wenn man eine stärkere Einwirkung auf den
Gesamtkörper haben muß, werden wir zu den eingreifenderen Me-
thoden der Höhensonnen- oder Röntgenbestrahlung übergehen.

2. Verhütungsvorschriften für diejenigen Menschen,
die durch die Krebsgefahr stärker bedroht sind.

Es handelt sich hier um Menschen, bei denen entweder schon
aus der Familiengeschichte eine *starke erbliche Belastung* abzulesen
ist, oder bei denen die besondere *Schädlichkeit des Berufes* gegeben
ist, oder endlich um solche Menschen, bei denen bereits *Krebs-
vorkrankheiten*, die wir auf Seite 26 ff. genannt haben, vorhanden
sind. Hier werden wir alle Maßnahmen verstärkt und gründlicher
durchführen, wie die unter 1. angegebenen. Man wird also vor
allem auf die Ernährung noch größeren Wert legen und die saure
Ernährung strenger und häufiger durchführen. Man wird sich ferner nicht nur mit der Zufuhr von Milzpräparaten in der Nahrung

begnügen und diese Präparate reichlicher zuführen, sondern man wird außerdem noch wirksame Milzpräparate in die Muskulatur in regelmäßigen Abständen einspritzen.

3. Verhütungsvorschriften für diejenigen Menschen, denen bereits eine bösartige Geschwulst mit Erfolg operativ oder durch Bestrahlung entfernt worden ist.

Hier ist der Verhütungskampf ein besonders schwerer und wichtiger, denn es gilt hier das Wiederauftreten der Erkrankung, den Rückfall der Krebserkrankung und das Auftreten von Tochterknoten (Metastasen) entfernt vom Orte des ursprünglichen Krebsgeschwürs zu verhindern. Das ist ja bisher die größte Gefahr, und gerade für diese Gefahr erscheint die Umstellung der allgemeinen Konstitution und Stoffwechsellage, die *Beseitigung der allgemeinen Krebsbereitschaft* des Körpers besonders aussichtsvoll.

Außer den wiederum in verstärktem Maße anzuwendenden Maßregeln, die unter 1 und 2 bereits angeführt sind, werden wir hier auch noch in regelmäßigen Abständen Eigenbluteinspritzungen empfehlen müssen, weil sie ja ganz besonders zu einer Aktivierung der ganzen Abwehrsysteme des Körpers und zu einer stärkeren Tätigkeit und Vergrößerung der Milz führen. Wir werden also in regelmäßigen Zeitabständen von 2—3 Monaten etwa drei Einspritzungen von Eigenblut in die Muskulatur vornehmen mit je drei Tagen Abstand zwischen den einzelnen Einspritzungen.

Wir werden weiter die so leicht mögliche *Verstärkung der Milzzufuhr in der Nahrung* vornehmen und auch öfters Milzextrakte in die Muskulatur einspritzen. Endlich werden wir hier regelmäßige *Insulin*einspritzungen, wenn nötig in Verbindung mit Einspritzungen konzentrierter Zuckerlösungen, empfehlen können. Alle unter 1. empfohlenen Maßnahmen wird man hier verstärkt zur Anwendung bringen, auch Schwitzbäder häufiger als einmal im Monat nehmen lassen — alles das ergibt sich aus dem früher Gesagten von selbst.

Überblicken wir die ganzen Vorschriften, so ergibt sich klar, daß für jeden einzelnen Krankheitsfall ein ganz besonderer Behandlungsplan ausgearbeitet werden muß, unter Berücksichtigung aller einzelnen Umstände des Falles, und daß dieser Plan je nach dem Verlauf der Krankheit zweckentsprechend geändert werden muß.

Auf Grund des wissenschaftlichen Fundamentes, auf dem unsere Vorschläge aufgebaut sind, dürfen wir hoffen, auf dem vorgeschlagenen Wege die Aussichten für die Verhütung und Bekämpfung der Krebskrankheit wesentlich zu verbessern. Es ist selbstverständlich, daß diese Vorschläge weiter ausgebaut und sehr sorgfältig und systematisch auf ihre Wirksamkeit im einzelnen studiert werden müssen, aber ich bin überzeugt, daß auf diesem Wege mit der Zeit Gutes erreicht werden kann.